U0218550

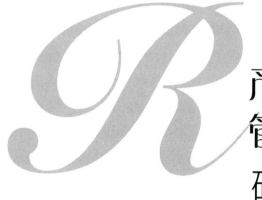

产后康复
管理服务数据
研究报告

Data Research Report
on Postpartum Recovery
Management Service

北京兰超形体健康管理科技研究院　编著

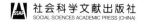

社会科学文献出版社
SOCIAL SCIENCES ACADEMIC PRESS (CHINA)

北京兰超形体健康管理
科技研究院简介

北京兰超形体健康管理科技研究院（以下简称研究院）创立于2013年，是国内首家形体健康管理专业科研机构，也是形体健康管理学科的创始机构，由兰超科技集团董事长肖炜女士创办。研究院以形体健康管理为主轴，主要涵盖基础理论建设、标准制定、方法体系打造、数字化技术软硬件研发、市场端技术服务等全链条工作。多年来，在相关部委和机构的关怀指导下，研究院依托兰超科技集团形体健康管理大数据和人工智能等领域的科研力量，整合知名高校、科研机构、专业媒体和相关专业协会的研究资源，致力于开展形体健康管理全学科领域的研究与学科建设工作，并取得丰硕成果。

自创立之初，研究院即联合中国家庭文化研究会和中国妇女杂志社，组织来自美学、运动学、心理学、营养学和美体内衣设计制造等领域的知名专家学者，于2016年共同编写出版了《女性形体健康管理概论》，这是国内第一本形体健康管理领域的学科专著，也是形体健康管理学科的奠基之作。

自2014年起，研究院联合中国家庭文化研究会、中国妇女杂志社等机构成立了专业课题组，开展大型调查，推出了"女性形体健康状况系列年度报告"，这是国内首个聚焦女性形体健康的专业报告，为业界了解、掌握、分析现代女性形体健康及其管理现状提供了科学依据。

研究院联合兰超科技集团旗下有形儿科技（北京）有限公司，研发了国内首创、国际领先的全维数字化形体健康测量软硬件系统，集合数字形体成像、体成分测量、优化方案提供、跟踪管理等系统功能，具备完全自主知识产权，是目前国内最前沿、应用最广泛的形体测量仪器之一。"形体健康指数"（BHI）的建立，将学科研究上升到社会指数层面，开辟了一个新的社会研究领域。

2020年，在《女性形体健康管理概论》基础上，研究院编撰了五册一套、近百万字的《女性形体健康管理教程》，使形体健康管理科学走进高校，为培养更多形体健康管理人才奠定了基础。

主要作者简介

■ 肖 炜

北京兰超科技集团董事长、北京兰超形体健康管理科技研究院院长，中国家庭文化研究会副会长兼服装文化研究专业委员会副主任，全国妇女手工编织协会副会长，北京妇女儿童发展基金会理事。曾获得全国"三八"红旗手、全国"巾帼建功"标兵、APEC部长级论坛最高奖等荣誉。被聘为全国女大学生创业导师、中国妇女杂志"时尚生活大讲堂"特聘专家讲师，入选全国妇联和中国妇女杂志"中国纪录·时代影响力女性"以及全国工商联、中国妇女报和中国企业家杂志等机构联合发布的"中国百佳成功创业女性"等。是形体健康管理学科创始人，国内第一本形体健康管理学科专著《女性形体健康管理概论》课题组专家和主要作者之一。她创办的兰超形体健康管理科技研究院是中国女性形体健康管理学科建设和研究的前沿创领机构。是本书《产后康复管理服务：女性健康事业发展的新机遇》的第一作者。

■ 宋岚芹

资深妇幼保健专家。2021年4月刚刚从中国妇幼保健协会二次退休，曾任中国妇幼保健协会常务理事、副秘书长，原卫生部妇幼卫生司处长、国务院妇女儿童工作委员会特聘专家、中国家庭教育协会副会长、"中国人口早教暨独生子女培养示范区"项目专家、中国听力医学发展基金会常务理事、中国妇女保健学会理事等职。1968年大学毕业后从事妇产科临床医疗、教学和科研工作16年，1984年调入卫生部妇幼卫生司从事妇幼保健管理工作20年，分别担任过计划生育技术管理处、妇女卫生处、儿童卫生处处长。参与了《中华人民共和国母婴保健法》及其配套法规制定的全过程，参与了《中国妇女发展纲要（2001—2010年）》《中国儿童发展纲要（2001—2010年）》的制定、实施和评估等工作。从卫生部退休后参与了中国妇幼保健协会的筹建工作，协会成立后当选常务理事，任副秘书长，负责母乳喂养、孕妇学校、新生儿护理等妇幼保健工作。在《中国妇幼保健》《中华儿科杂志》《中国公共卫生》和《健康报》等报纸杂志发表了百余篇文章，撰写了《婚前保健教程》，参与了《孕产妇保健手册》《托幼机构保健工作教程》等书籍的编写和审稿工作。与赵扬玉教授共同主编《孕妇学校培训教材》。是本书《需求升级与应对：从妇幼健康到产后康复》的作者。

■ 王凤英

现任首都医科大学宣武医院妇产科主任医师，教授，博士生导师。1983年毕业于首都医科大学临床医学专业；2001年读妇产科在职硕士；曾主持多项省市级及以上课题研究，以第一作者和责任作者身份在核心期刊发表研究论文62篇，其中《科学引文索引》（SCI）6篇。中国医师协会医师志愿者委员会副主任委员，中国妇幼高危妊娠管理委员会常务委员，世界中联会围产医学专业委员会常务理事，中国抗衰老促进会女性健康专业委员会常务理事，中华医学会北京妇产科分会委员，中华医学会北京围产医学会常务委员，中华医学会北京计划生育学会常务委员，中西结合学会围产医学会常务委员，中国医师协会北京妇产科分会常务理事，中华医学科技奖评审委员会委员，北京市发明专利奖项目评审专家委员会委员，北京女医师协会理事。是本书《妇产科医学视角下的女性产后康复管理服务》的作者。

■ 张　祺

博士，北京兰超形体健康研究院特聘专家，现为北京德卿创见数字技术有限公司创始人。曾任华坤女性生活调查中心主任，2007～2009年《女性生活蓝皮书》主要执笔者。主持过多项不同女性群体的职业、健康、生存状况和消费情况调查，承担过全国妇联对失地妇女、西部农村妇女、留守儿童、女大学生就业等专项调查研究工作。2012年起，投身跨学科研发团队，利用大数据技术手段研究移动互联网用户行为，曾主持网络数据解析平台和智能推荐引擎的研发。近年来，致力于机器采集数据与日常人类行为数据的融合研究。是本书《产后康复管理服务：女性健康事业发展的新机遇》的第二作者、《产后康复经历与认知的代际差异调查报告》的执笔、《基于生态系统理论视角的女性产后心理健康与社会支持》的第一作者。

■ 李旌涛

北京兰超科技集团总经理，北京兰超形体健康管理科技研究院执行院长。毕业于英国西苏格兰大学（UWS），获软件工程硕士学位，具有丰富的海外工作经验，是兰超科技集团国际业务与国际合作的拓展者，在欧洲建立了设计与技术研发实验室。是兰超集团技术升级与数字化转型的推动者、兰超科技集团研发中心及集团旗下智能软硬件系统研发的主导者。是本书《中国城市女性产后康复管理需求状况调查报告》的执笔。

■ 李　洁

社会学硕士，现为北京德卿创见数字技术有限公司科研副总裁。哈佛大学肯尼迪政府管理学院访问学者，夏威夷大学东西方中心访问学者。曾任北京师范大学中国公益研究院助理院长、北京慈幼儿童福利与保护研究中心副主任。13年公益行业背景，10年智库从业经验，在儿童公益政策研究与基层儿童社会服务专业化发展领域有丰富实践经验，是民政部·中国儿童福利立法研究（2012～2013）等课题执行负责人；《中国儿童福利与保护政策报告》（2011～2020年）主要执笔人。承担本书《中国城市女性产后康复管理需求状况调查报告》的数据分析工作，是本书《基于生态系统理论视角的女性产后心理健康与社会支持》的第二作者。

■ 杨　绚

传播学硕士，现任中国儿童中心助理研究员。主要从事发展传播学、家庭教育、学前教育研究。先后发表《'95世妇会以来中国在女童领域的成就与挑战》《女童发展20年》《重建0～3岁儿童养育公共服务的途径与原则》《0～3岁儿童养育公共服务与政策支持探析》《关于托幼政策与事业发展的思考》等。参与"我国家庭教育指导服务体系研究"和"我国家庭教育现状研究与指导大纲编写"等重大研究课题。曾在华坤女性生活调查中心工作，参与2007～2009年《女性生活蓝皮书》相关调查工作。承担本书《产后康复经历与认知的代际差异调查报告》的数据分析工作，是本书《产后女性健康素养及其提升路径》的作者。

目 录

CONTENTS

产后康复管理服务：
女性健康事业发展的新机遇

肖　炜　　张　祺

女性健康对后代、家庭、国民经济和社会发展具有广泛的影响。优先发展女性健康，是普遍提高生活质量、促进经济增长和减少贫困的基础。世界许多国家的研究和发展项目表明，投资女性健康是提高国家经济水平和促进社会发展成本效益最高的有效方案。通过优先保障女性生育健康，促进人口、社会和经济的可持续发展，已经成为21世纪的国际共识。[①]

在保障"母婴安全"的前提下，产后女性渴望得到科学有效的照料和保健服务，使自己的身心状态尽快从孕产期的急剧变化中全面恢复。产后康复管理服务是社会对产后女性健康需要的具体回应，以当下先进的健康理念为指导，借助现代的科技手段与方法，在女性产后的特殊时段施以主动、科学的康复指导及训练，全面迅速提升与恢复

[①] 萧扬：《妇女生殖健康与社会可持续发展》，《中国计划生育学杂志》，2000年第2期，第51～53页。

产妇的健康状态。①②

党和政府高度重视健康事业发展，将保障国民健康、建设健康中国提升到国家战略高度。妇幼是"健康中国"战略关注的重点人群和优先领域。高质量的产后康复管理既是社会进步、妇幼健康事业发展的必然结果，也是实现"健康中国"战略，促进实施积极生育政策的具体要求。在当前中国人口结构和生育政策发生重大变化的背景下，重视产后康复管理、提高产后康复管理服务质量，具有特别重要的意义。

一　时代需要

1. 产后康复管理服务是实现"健康中国"发展战略的具体举措

"健康中国"战略的实施，表明健康成为我国国民经济和社会发展的核心关注。2017年10月18日，习近平同志在党的十九大报告中提出健康中国发展战略，指出人民健康是民族昌盛和国家富强的重要标志，要完善国民健康政策，为人民群众提供全方位全周期健康服务。2019年7月，国务院印发了《关于实施健康中国行动的意见》，出台了《健康中国行动组织实施和考核方案》，成立高规格的健康中国行动推进委员会，负责推动实施《健康中国行动（2019—2030年）》。

"共建共享，全民健康"是"健康中国"的战略主题。《"健康中国2030"规划纲要》中提出，促进全民健康要抓住"全人群"和"全生命周期"两个着力点，要突出解决重点人群的健康问题，强化干预若干优先领域。《健康中国行动（2019—2030年）》将重点人群和优先领域细化为15项国家具体推进的健康促进行动，在妇幼健康促进行动中，对个人和家庭、社会和政府都提出了明确要求。

产后康复管理服务是对"健康中国"战略的积极社会实践。产后康复管理服务是"健康中国"战略的重点人群和优先领域的结合点，集合

---

① 邹俊姣：《产后康复服务管理标准化研究》，《中国卫生产业》，2019年第21期，第89页。
② 陈香：《产后康复服务管理标准化》，《中外女性健康研究》，2018年第13期，第70页。

了"健康中国"战略强调的预防、治疗、康复、健康促进等多种健康服务形态，突出发展高质量妇女群体保健服务。

2.产后康复管理服务将对"生育保障制度"的落实发挥积极作用

2010年以来，中国人口形势发生了转折性变化，人口总量增长势头减弱，劳动人口减少，老龄化程度加深。为适应不断变化的人口发展形势，2010年前后国家开始不断优化计划生育政策，从"单独二孩"（2013年）、"全面二孩"（2016年）、"三孩政策"（2021年），逐步转向实施"积极生育支持政策"，以应对人口老龄化，促进人口长期均衡发展。[1]

优化生育政策的核心在于降低女性和家庭的生育、养育、教育成本，完善生育保障制度，全面提高女性和生育家庭的社会支持能力，释放生育潜能。生育率下降是现代型社会的普遍趋势，但与其他国家相比，中国女性总和生育率的下降受社会公共政策的影响，因而有望通过公共政策干预释放生育潜力。我国开始实行"有计划地生育"政策的1970年，总和生育率为5.81，1990年我国总和生育率迅速下降到更替水平，为2.17。[2]国家统计局数据显示，我国育龄妇女的生育意愿子女数为1.8，2020年育龄妇女的总和生育率为1.3，[3]生育意愿与总和生育率之间是未能释放的生育潜力。[4]

生育政策调整改变了女性与家庭的生育预期。国家统计局数据显示，实施"二孩"政策以来，2014～2017年，出生人口中"二孩"比例明显上升，由2013年的30.0%左右上升到2017年的50.0%左右，此后

[1] 中共中央、国务院：《关于优化生育政策促进人口长期均衡发展的决定》，2021年6月26日，新华社7月20日授权发布，http://www.gov.cn/xinwen/2021-07/20/content_5626190.htm。

[2] 佟新：《改革开放40年人口转型与女性家庭关系变化》，《中国妇女报》，2018年11月20日，第5版。

[3] 育龄妇女总和生育率1.3意味着，按照2020年的生育水平，一名妇女一生平均只生育1.3个子女。当前总和生育率已经低于当前中国人口世代更替水平。总和生育率是按照当年新出生人口数和育龄妇女人数两项基础数据，计算出当年各年龄段育龄妇女的生育概率，并据此推算出一位妇女一生生育子女数。

[4] 国家统计局：《第七次全国人口普查主要数据结果新闻发布会答记者问》，2021年5月11日，http://www.stats.gov.cn/ztjc/zdtjgz/zgrkpc/dqcrkpc/ggl/202105/t20210519_1817702.html。

虽有所下降，但仍然高于40.0%，由于生育政策调整，全国多出生"二孩"数量达1000多万。①

生育预期的改变促使初次生育与再次生育的女性及生育家庭提高了产后康复管理意识，进一步刺激了产后康复管理社会需求。妇幼保健专家、中国妇幼保健协会副秘书长宋岚芹在《需求升级与应对：从妇幼健康到产后康复》一文中提到，"二孩政策"促进了女性人群生育"二孩"意愿的提升。初产女性人群为降低再生育风险，更加重视初次生育后的产后康复管理；此外，"二孩政策"鼓励了部分35周岁以上妇女再次生育。由于高龄产妇较适龄产妇更容易出现产后贫血、产后高血压等不良症状，这一人群产后康复管理的主动性更加强烈。

人口结构变迁与生育政策调整，刺激了产后康复管理的社会需求，更对产后康复管理质量提出了迫切要求。女性和生育家庭更重视产后康复，普遍提高了对产后保健服务的预期，对于产后康复管理的质量要求更高。因而，需要从落实"积极生育支持政策"的人口发展战略高度来看待产后康复管理服务的发展，通过提高产后康复管理服务能力和服务水平，切实改善产后女性的健康状况和提升生育家庭的社会支持水平，以释放社会生育潜能，促进人口长期均衡发展。

3. 产后康复管理服务有力提高女性生育健康水平

2021年5月，权威医学杂志《柳叶刀》（*The Lancet*）在线发表《柳叶刀中国女性生殖、孕产妇、新生儿、儿童和青少年健康特邀重大报告》②，全面总结了中华人民共和国成立70多年以来妇幼健康领域取得的成就和为全球母婴健康水平提高贡献的"中国经验"。中国的妇幼保健事业取得了举世瞩目的成就，为当前女性产后健康需求升级提供了坚实

---

① 国家统计局：《第七次全国人口普查主要数据结果新闻发布会答记者问》，2021年5月11日，http://www.stats.gov.cn/ztjc/zdtjgz/zgrkpc/dqcrkpc/ggl/202105/t20210519_1817702.html。

② 本报告由北京大学第三医院乔杰院士、国家卫生健康委妇幼司宋莉司长、四川大学全国妇幼卫生监测办公室朱军教授作为共同主席，来自国内外知名院校及科研院所的31位专家学者，包括3位共同主席、8位国际委员、13位国内委员、7位其他共同作者以及整个工作团队历时三年共同完成。

的基础和保障。中国孕产妇死亡率及婴儿死亡率已超前完成联合国"面向 2030 可持续发展目标"中降低母婴死亡率的具体指标，位居全球中高收入国家前列。报告指出，中国妇幼健康领域正处于从注重"生存"转向"繁荣"的过渡时期，未来 10 年需要面对高质量卫生保健服务日益增长的需求以及若干新问题的挑战。[①]

在获得"生存"保障的前提下，中国女性开始寻求更高质量的产后保健服务，以期获得更为"繁荣"的生命体验和生活质量。产后康复管理服务体现了新时代女性对于高质量卫生保健服务的具体需求，也是妇幼健康事业从注重"生存"转向"繁荣"的重要标志。

产后阶段在孕产期保健中的重要性正在引起医学界的关注。最新一项对 15 个国家 36 项医学研究的元分析结果强调，女性在产后阶段需要的支持和服务远远未能得到满足，世界卫生组织应当在产后保健指南中强化满足产后女性的主体性需要。[②]在我国公共卫生服务体系中，产后保健服务主要包括产后访视服务和产后健康检查两个主要内容。与世界卫生组织的《母婴产后保健指南》（2013）和英美发达国家的产后保健规范相比，我国现行的产后保健规范和社会实践仅能满足产褥期妇女的基本健康需求，对于产妇更高的需求难以满足。例如，产后访视频率低、访视内容相对简单、缺少产后访视实施者的明确准入资格等。[③④⑤]2021 年中华预防医学会妇女保健分会参考世界卫生组织的产后保健指南和 2018 年美国妇产科医生协会（ACOG）提出的优化产后保健

---

① Jie Qiao et al., "A *Lancet* Commission on 70 years of women's reproductive, maternal, newborn, child, and adolescent health in China", *The Lancet Commissions*, Published Online May 24, 2021, https://doi.org/10.1016/ S0140–6736（20）32708–2.

② Finlayson K, Crossl & N, Bonet M, Downe S, 'What matters to women in the postnatal period: A meta– synthesis of qualitative studies', 2020, PLoS ONE 15（4）: e0231415. https://doi.org/10.1371/journal.pone.0231415.

③ 田策：《产褥期妇女健康管理期望与服务现状的调查分析》，北京协和医学院，2020。

④ 刘畅：《甘肃省妇女住院分娩和产后保健服务利用及公平性分析》，兰州大学，2019。

⑤ 李家荣：《我国产后访视的现状》，《延边医学》，2015 年第 14 期，第 197～198 页。

建议，以及国内相关指南和专家共识，结合中国实践经验编写了《产后保健服务指南》，对产后保健服务提出了更高的质量标准。

产后康复管理是妇女保健工作的重要组成部分，是对母婴出院后的延续性服务，对母乳喂养、产后康复、改善家庭育婴行为有重要促进作用。产后康复管理服务是应对新时期女性和家庭不断提高的产后保健服务要求，对孕产期系统保健中产后保健服务内容和服务质量的扩展和延伸。通过延伸服务阶段、拓展服务内容、提高服务质量，医疗卫生部门、妇幼保健机构和健康服务社会机构等不同服务主体，协同为产后女性和生育家庭提供更为高效和便利的产后康复管理服务。

目前，一些大型综合医院和妇幼保健院已经配备专门的产后康复科室，提供延续性护理和诊疗服务，由市场机制提供的产后康复管理服务行业，采用现代生育健康管理理念，以理疗理论和技术为基础，结合中医理论，为产妇定制产后健康管理和产后恢复方案，为产妇提供专业的产后照料和促进身体恢复的各类服务项目。王凤英在《妇产科医学视角下的女性产后康复管理服务》中提出，目前的女性产后康复主要是通过锻炼及非手术治疗手段，以提高生活质量为目标的服务。

二 社会期待

产后阶段对女性意味着什么？费莱森（Finlayson）等人对过去20年发表的对产后女性的质性研究报告进行了荟萃分析，包括在15个国家进行的36项主要研究，提炼出五个主题：①极端情绪波动；②在以新生儿为中心的母亲角色身份和社会关系的调整中挣扎；③每个母亲都需要整个社区支持；④修复产后身体；⑤母亲需要持续产后照料。①可见，每一名女性产后在生理、心理和社会生活中的各个方面，都需要全面的

---

① Finlayson K，Crossl & N，Bonet M，Downe S，'What matters to women in the postnatal period: A meta– synthesis of qualitative studies'，2020，PLoS ONE 15（4）：e0231415. https://doi.org/10.1371/journal.pone.0231415.

支持和服务。

《中国城市女性产后康复管理需求状况调查报告》显示，当前产后女性的健康需求从保障"安全"转向全面恢复"健康"，产后康复管理的社会需求不断涌现，呈现迅速向多元化、多层次、多方面扩展的特点，体现了在现代健康理念、以女性为中心的生育健康理念影响下，个人与社会不断提高的健康意识与不断深化的健康服务要求。

1. 产后女性需要全面恢复身心健康的服务

世界卫生组织对健康的定义是人在生理、心理及社会适应三个方面全部良好的一种状况，而不仅仅是没有生病或者体质健壮。健康观念的转变，突破了传统生物医学模式中将健康等同于医疗或生理、病理问题，而是将身心社会三者协调发展的生命状态视作健康的标准。

产后女性的健康需求已经不再是传统的以居家休息为主的产后照料，女性需要通过综合性的产后康复管理全面恢复身体、心理和社会适应三方面的积极状态。《中国城市女性产后康复管理需求状况调查报告》显示，被调查女性对运动、饮食营养搭配、产后护理、母乳喂养、心理保健和计划生育等各种类型的产后康复指导服务都有强烈的需要。

高质量的产后护理也不再仅仅是对身体的照料，需要融入身体、心理和社会三方面的服务内容。以产科延续护理为例，"以家庭为中心"的新型产科护理模式（FCMC），强调以个体管理为中心，将护理技术、家属情感支持与患者配合有机结合。①

产后心理健康问题受到特别关注。知名妇产科专家王凤英女士在《妇产科医学视角下的女性产后康复管理服务》中提出，心理状态是其他一切产后康复的基础。《中国城市女性产后康复管理需求状况调查报告》显示，被调查女性的产后抑郁发生率为7.4%～17.8%，处于较高水平。产褥期之后，产后抑郁发生率并未降低，表明社会－心理因素对产后女性心理健康影响较大。《基于生态系统理论视角的女性产后心理健

---

① 梁文化等：《以家庭为中心的产科优质护理对初产妇产后抑郁及自我效能的影响研究》，《国际精神病学杂志》，2017年第2期，第304～306+321页。

康与社会支持》对本次调查结果的进一步分析表明，产后女性心理健康风险与女性的社会支持水平密切相关。产后女性的家庭支持质量较低，迫切需要提高对生育家庭的专业支持，提升产后女性家庭支持的质量，帮助产后女性和家庭应对产后社会适应方面的挑战。

2. 产后女性需要预防重于治疗的现代保健服务

国务院《关于实施健康中国行动的意见》（2019）指出，未来我国健康事业将从注重"治已病"向注重"治未病"转变，从依靠卫生健康系统向社会整体联动转变。

产后康复管理需求集中体现在预防疾病、保护健康的预防性支持和服务方面。《中国城市女性产后康复管理需求状况调查报告》显示，被调查女性产后普遍存在身体不适，多数产后不适的症状和反应尚未达到危及生命安全的程度，或者目前难以通过医疗干预手段来解决。这种情况表明，产后身体康复管理需求主要是通过寻求非医疗手段降低产后女性的身体不适感，提高生命和生活质量。

产后康复管理服务包含产后照料、营养、运动、身心调试、审美等多方面的内容，随着生活水平的提高，产后康复管理服务的内容范围不断延伸，不断实现人民对美好生活的向往。作为对当前孕产妇系统保健服务的延伸和补充，产后康复管理社会服务主要通过非医疗手段，缓解产后女性的身体不适感，提高其生活质量。《中国城市女性产后康复管理需求状况调查报告》显示，产后女性对预防性健康服务的需求强烈。

3. 产后女性需要科学、专业的康复指导服务

传统的产后家庭照料模式已不能满足产后女性及生育家庭对于科学、专业的产后健康服务的要求。《中国城市女性产后康复管理需求状况调查报告》和《产后康复经历与认知的代际差异调查报告》均显示，科学、专业是女性对于产后康复管理的核心要求。

当前的突出矛盾是，产后女性及生育家庭的健康理念更新了，但健康素养明显滞后；健康意识提升了，但产后保健知识明显不足，产后女性和生育家庭因此需要得到专业人士和机构的指导帮助。当前，女性产后住院时间缩短，身体恢复不完全，不具备自我照顾与照顾婴儿的能力，居家休养时，可享受的公共医疗服务项目又比较少。有些地方"坐月子"传统文化中仍带有一些陈规陋习，例如产褥期产妇不能洗澡、不能下床、不能通风、不能吃水果等。这些陈旧的知识和观念不仅影响母婴健康，也带来了一些家庭矛盾。另外，现代生活节奏加快，城市家庭规模变小，生育家庭可获得的家庭支援相对减少，促使一部分城市生育家庭不得不寻求产后康复管理专业机构的支持和服务。

产后阶段，由于生活中面临密集的母婴健康问题，女性普遍具有主动获取健康信息和健康服务的意愿。调查中可见，随着女性自我保健意识的提高，女性已经具备了一定的产后健康管理意识，并在生活中主动采取健康行为。她们表示对产后运动、营养以及形体健康管理指导和服务都具有强烈的兴趣。

随着居民生活水平的提高，健康消费、服务消费观念和女性健康意识不断提升，通过服务性消费获得更好的产后康复管理的理念也日益普及。《中国城市女性产后康复管理需求状况调查报告》显示有8.6%的被调查女性选择在私立医院分娩，18.9%的被调查女性产褥期主要照顾者是月嫂，13.7%的被调查女性在月子中心接受产后照料，84.4%的被调查女性购买过产后康复管理服务项目。

4. 产后女性需要以女性为中心的生育健康服务

受性别文化和社会观念的影响，女性生育体验，尤其是女性的身体体验，长久以来没有得到足够的重视，女性在生育过程中的主体性经验常常被忽略。在传统观念中，"经历生育的女性身体"被视作自然的身体，是无须格外关照的。生育只是日常的一个组成部分，是对日常生活秩序的延续。在这样的社会文化背景中，产后女性往往忽视、压抑了自身的身体体验，无法也无处表达身体的不适感。[1]对20世纪70～90年代生育的"老一代"女性生育经历和产后经历的调查显

---

① 李彧白：《生育事件中女性的身体经验与具身实践：基于在甘南藏族自治州的调研》，《社会》，2020年第6期，第157～185页。

示，"老一代"被调查女性中，73.9%产后出现过一种以上的身心不适症状，有13.4%的被调查女性表示当前仍然受到产后遗留的身体健康问题困扰。在明确表示受产后身体不适困扰的"老一代"女性被调查者中，有近三分之一的人对自己的生育问题始终"守口如瓶"，从未向任何人透露过。

《产后康复经历与认知的代际差异调查报告》表明，两代女性的产后经历与产后康复意识，清晰地展示了时代的印记和发展的脉络。不同时代，女性的产后经历和产后康复过程表现出一定的共性特征。从个体经历的生育过程与生命体验来看，生育是女性的重要生命实践。在不同时代背景下，女性经历了相似的产后身心不适，被类似的健康问题困扰，面临类似的身心康复过程，对获取高质量的产后保健服务有类似的需要。不同的是，受限于社会历史条件，"老一代"女性产后经历中明显地带有"保生存"的痕迹，但在当前发展的社会背景和社会环境中，"老一代"女性迅速更新了自己的观念和想法，她们对产后康复的理解和态度，其实和"女儿"们是一致的，那就是女性应当享有更高质量的产后保健服务，需要科学的产后康复管理。"新一代"女性更尊重、更接纳和更愿意表达自身的感受，更关注健康，也更敢于行动，积极寻求提升自身健康水平的知识和方法，追求更高质量的产后康复管理服务和更繁盛的生命体验。

女性产后康复管理需求无疑代表了时代发展和社会进步，体现了以女性为中心的生育健康理念。在产后康复管理的框架内，女性在生育过程中的主体性经验更多地"被看到，被重视"；更精细的产后照料，从身体到心理的全面健康服务，从医疗保健到家庭、社会全面的社会支持，女性的主体性需求逐一显现，并得到社会的响应和支持。

三 突出问题

1. 行业管理

产后健康管理是公共卫生服务和新兴服务业的交叉领域。如何处理公共卫生服务和服务产业发展之间的关系？产后康复社会服务作为新兴服务业，如何通过规范管理保证服务质量和行业健康发展？缺少服务标准、行业规范和监督机制成为制约当前行业发展的主要问题，也给产后女性及家庭带来了安全隐患。

产后康复管理社会服务机构2004年开始在中国大中城市出现，如今形成了一系列包括产后照料以及女性产后身体机能恢复、形体管理、美容、运动、营养、早教等多种内容的综合性服务产业。由于社会需求旺盛，产后康复管理服务业不仅在大城市快速发展，在一些中小城市也呈现较快扩展的势头，全国性的连锁月子服务和产后康复机构也不断出现。

从产业的角度看，产后康复管理服务，又叫产后恢复，属于新兴服务行业，起源于家政学。1912年美国家政学会认为，产后恢复行业是家政学中帮助家庭管理产后女性的生活质量与效率的子行业。英国国家健康服务体系（NHS）率先在以社区为基础的初级医疗体系中，通过由社区助产士为产妇提供"持续性护理"的方式来帮助产妇恢复健康。20世纪70年代产后康复行业在美国、英国、法国、日本等发达国家发展成形，并逐渐流行。[1]

国内最早出现的是民间的产后护理服务机构——月子机构。这是一种源自旧民俗的新产业，既传承了民俗观念，又引进了现代医学以及现代服务业的经营模式。[2]当前产后康复管理服务行业主要分为产后照料机构和为女性提供产后身体恢复专门项目的康复机构两大类。从发展情况来看，两者在服务项目和服务类型上有较大的重合。月子机构的服务

---

[1] 李雯雯：《ML（美丽妈妈）产后恢复公司营销管理策略研究》，武汉工程大学，2014。

[2] 黄舒蓉：《产后月子机构评价指标体系的构建研究》，南方医科大学，2016。

内容由产后母婴照料不断发展为包含保健、产妇形体恢复以及心理健康等方面的综合性服务。而产后身体康复类机构通常也提供产后照料相关服务。从服务项目来看，产后康复管理服务机构的同质性很强。

产后康复管理产业面临诸多发展过程中的问题。国内产后康复管理服务机构的服务水平参差不齐，虽有少数企业借鉴国外成熟的行业经验，引进先进的技术与产品创建高端产后服务机构，但大多数国内自有品牌的产后服务机构依然处在自我探索阶段。

产后康复管理服务机构普遍存在的主要问题是：机构设立门槛低，缺乏专业人才，服务质量参差不齐，缺乏对服务价格、服务规范、服务质量等多方面的指导和监管。[1][2]这些问题已经引起业界的重视。有关协会开始研究制定服务标准，着手制定行业规范和推动行业自律。例如，2009年中国保健协会成立母婴家庭保健服务专业委员会；2013年中国妇幼保健协会产后母婴康复机构管理委员会在上海正式成立；2015年中国妇幼保健协会发布了《产后母婴康复机构指南》，突出强调母婴权益，以期引导行业的健康发展，初步规范了产后母婴康复机构的内部管理、人员、环境、设施设备、服务等。2020年，中国妇幼保健协会向社会发布《产后母婴康复机构管理和服务指南（征求意见稿）》，提出了"产后母婴康复机构"的定义和具体服务内容及服务标准。

2. 服务质量

高质量发展，需要弥合服务对象的期待和对现有服务感知之间的差距。从产后康复管理服务的社会需求与当前的发展状况来看，主要有以下差距。

第一，专业化服务能力不足。《中国城市女性产后康复管理需求状况调查报告》显示，产后女性群体的产后康复管理服务需求尚未得到充分满足。产后康复管理服务需求通常是具体问题导向的，个体之间差异

---

① 左沁：《产后修复机构中医产后康复师现状调查研究》，广西中医药大学，2018。
② 贾浩雨、周新博：《健康服务业的发展态势与路径探究——以桂林市为例》，《中国商论》，2021年第12期，第113~116页。

很大，目前服务供给中，可以提供迅速响应的针对性服务项目和个性化方案明显不足。应对生育政策调整带来的多子女家庭类型的社会支持[①]、高龄产妇的产后康复管理方案等迫切需要解决的问题目前缺少答案。从质量来看，权威可信的、具有一定专业化服务水准的产后康复管理指导稀缺。产后康复管理指导提供的是一种情境化的知识，以促进行为改变为目的，需要专业人员将科学知识转化为适合产后女性的行动方案，并协助其提升应用能力。从对产后康复管理服务机构的选择决策来看，被调查女性最重视的因素分别是技术专业、疗效和安全。

第二，服务连续性欠缺。城市女性进行产后康复管理的阶段已经从产褥期向后大大延伸，产褥期之后的女性由于脱离了孕产妇系统保健的范围，只能求助社会服务机构，但社会服务机构的服务能力与服务范围受限于自身的发展水平。以心理健康服务为例，调查发现，产褥期之后的女性抑郁发生率较高，这部分女性的心理健康支持和服务基本处于空白状态。

第三，系统化水平不高。为使女性产后从身体、心理、社会适应三方面恢复良好状态，产后康复管理服务需要为产后女性及其家庭提供系统性、全方位的支持服务。从服务内容来看，目前产后康复管理服务项目同质化程度高，大多集中在产后照料和身体机能的恢复方面，产后心理健康和社会适应方面的服务项目很有限。心理健康服务、产后运动指导等存在大量的需求，目前缺少服务主体来承接。

3. 社会支持

当前女性产后得到的社会支持明显不足。《中国城市女性产后康复管理需求状况调查报告》显示，产妇承担了大部分新生儿照料的责任，尤其是新生儿夜间照料，75.5%由产妇承担。如何提高家庭支持的质量，是改善产妇社会支持系统面临的首要问题，也是当前主要由公共卫生系统提供的预防性干预应着力解决的问题。在社会评价层面，产后女性也

---

① 王莉莉：《全面二孩政策下"98后"家庭关系的再社会化路径研究》，南京航空航天大学，2018。

面临相当大的社会压力。26.7%的被调查女性感受到"周围人认为婴幼儿养育只是妈妈的责任",6.4%的被调查女性体会到"只把新生儿妈妈当作奶牛"。

产后康复管理不是女性个人或生育家庭面临的问题,而是社会问题。生理、心理、社会适应三方面,任何产后健康问题的解决,都需要牵动整个社会系统。例如,《基于生态系统理论视角的女性产后心理健康与社会支持》一文通过对数据的分析,指出产后女性的心理健康风险与社会支持系统紧密相关,需要个人、家庭、社区、工作单位、社会组织、医疗机构、政府部门等协调一致,将大系统的支持能力逐步传导到产后女性及生育家庭身边,通过系统优化形成社会资源的有效配置。

"健康中国2030"指出,健康事业的发展需要从供给侧和需求侧两端发力,统筹社会、行业和个人三个层面,形成维护和促进健康的强大合力。"柳叶刀重大报告"提出,中国妇幼健康水平未来10年的"繁荣"发展需要构建一个"基于卫生体系内外部因素的支持性环境",这些因素包括:治理与领导、政策与立法、社会与社区。"RMNCAH for all(妇幼健康为全民)"和"all for RMNCAH(全民为妇幼健康)"应该成为全民共识,为每一位妇女、儿童和青少年创造一个健康和友好的环境。

4. 健康素养

产后康复管理依据的是知识和技能,健康素养是产后康复管理的基础。优先、重点提升产妇及相关人群产后健康素养水平,可以有效降低产后风险,提高女性产后康复质量。《中国城市女性产后康复管理需求状况调查报告》显示,健康素养水平已成为制约女性产后康复自我管理的突出问题。

健康素养是指个体具有获取、理解和处理基本的健康信息和服务,并运用这些信息和服务做出正确判断和决定,维持和促进健康的能力。健康素养不仅直接影响个人健康,也严重影响国民经济和社会发展。国外的研究表明,低健康素养的病人较少接纳预防性服务,经常不遵守医疗指示服药，并有严重的健康结果。①美国疾病控制中心的数据显示，提高健康素养可以每年减少100万美国人就诊，减少250亿美元医疗开支。②低健康素养每年给美国经济造成的损失为1060亿～2380亿美元，占全民医疗保健支出的7%～17%。通过提升健康素养节省下来的医疗经费，可以额外为4700万美国人提供医疗保障资金。③

中国居民健康素养总体水平偏低，产妇群体健康素养高于总体水平，但绝对值也不高。《中国城市女性产后康复管理需求状况调查报告》显示，当前产后女性群体具备一定的健康意识，在生活中也能够采取一定的健康促进行为，但总体健康素养水平不高。她们对产后健康信息的获取、理解和判断能力，对健康知识的运用能力以及将健康知识转化为健康行为的能力都有待提高。特别是，缺乏对健康信息的理解、判断能力，已经成为制约女性有效利用产后康复管理服务的突出问题。

四 对策建议

1. 产后康复管理应纳入妇幼保健生育全程服务，不断提高产后女性健康水平

在当前人口社会结构发生重大改变的社会背景下，要从建设"健康中国"的战略高度重视推动以女性为中心的生育健康服务，重视产后阶段对于女性健康的重要意义，发展产后康复管理服务，真正从配套措施上把"积极生育支持政策"落到实处。通过为女性提供高质量的产后康复管理服务，支持作为生育主体的女性，为产后女性提供高质量的健康服务，保障女性的发展权益，切实提高生育家庭的社会支持水平，实现

---

① 秦美婷：《健康传播对提升国民健康素养的理论运用与实证分析——以新加坡为例》，《现代传播》，2011年第12期，第51～56页。

② Centers for Disease Control and Prevention（CDC）：Understanding Health Literacy，https://www.cdc.gov/healthliteracy/learn/Understanding.html#ReportsandEvidenceonLimitedHealthLiteracy.

③ 秦美婷：《健康传播对提升国民健康素养的理论运用与实证分析——以新加坡为例》，《现代传播》，2011年第12期，第51～56页。

释放生育潜力，实现长期人口均衡发展的社会目标。

产后康复管理服务在生育和养育的衔接点上，是当前"繁荣"发展的妇幼保健事业与政府大力推行的普惠托育服务体系共同关注的领域。从现代健康理念来看，产后康复管理服务不仅应当成为高质量妇幼保健的工作内容，也应当成为有效衔接普惠托育服务体系、促进0~3岁儿童早期发展的重要工作。

需要在妇幼健康领域进一步扩大、完善妇幼保健生育全程服务，发挥医疗卫生机构和妇幼保健机构在健康事业中的主体作用，促进各级妇幼健康服务相关机构加强产后康复科室制度和服务能力建设，合理规范开展产后康复管理服务，不断拓展服务项目和服务内容，让产后康复管理服务成为妇幼保健医院孕产期保健的特点亮点项目，为社会服务机构提供示范，充分发挥行业引领作用。

2. 多措并举，推动产后康复管理服务业发展

"健康中国2030"着重强调，"共建共享是建设健康中国的基本路径"。当前，基于产后女性及生育家庭的社会需求，公共卫生服务和社会服务相互补充，共同提供产后康复管理服务，体现了国家健康事业提倡的"坚持政府主导与调动社会、个人的积极性相结合，推动人人参与、人人尽力、人人享有"的社会协同发展模式。

我国妇幼健康发展水平的城乡、地区差异还很大，单独依赖公共卫生服务供给难以迅速提高广大产后女性和生育家庭的产后康复管理服务水平，因而需要重视社会化产后康复管理服务行业的发展，以"共建共享"促进"全民健康"。

推动服务业发展是"十四五"规划提出的"双循环"经济发展战略和国内产业结构优化升级战略的重点，党和政府明确要求营造有利于服务业发展的政策和体制环境，拓展新领域，发展新业态，培育新热点。产后康复管服务既是广大产妇及其家庭的迫切需要，又符合当前国家所倡导和鼓励的健康消费产业发展升级的政策导向，理应得到重点的培育和支持。产后康复管理服务业的发展，不仅可以提高女性健康水平，也可以拉动女性就业，对于女性群体的生存和发展具有双重意义。

3. 应尽快研究出台相关管理规范和制度，促进产后康复管理服务产业健康发展

由于社会需求普遍存在，城市产后女性和生育家庭的产后康复服务消费已成为一种趋势。行业发展的现状迫切要求政府部门和专业机构对这一领域进行规范管理、质量监督，促进产业向专业化、高质量发展，保障母婴安全和消费者合法权益。同时，行业规范管理也有利于促进行业健康有序发展，吸引更多的社会资本进入产后康复管理服务业。

从台湾地区的营利性产后康复机构——"产后护理之家"的发展情况来看，行业规范管理有力地推动了行业发展。20世纪80年代，台湾地区开始出现营利性的产后康复管理服务机构，2011年开始实行行业规范管理，之后产业规模和市场迅速扩大，目前行业渗透率达到60.0%。台湾地区的行业规范管理主要包括准入制度、部门管理、定期评估三项主要制度。首先需要依照法规制定行业准入标准，对从业人员资质、服务内容、服务规范和设施设立准入门槛。其次，需要由相关部门进行归口管理。台湾地区的经验是，由卫生部门主管，联合建筑和消防部门共同颁发开业执照。再次，卫生主管部门对产后康复管理服务机构进行审查评估，并颁发证明文件。评估结果分为四等，第四等为不合格。评估结果全部在网上向社会公布。评估有效期三年，有效期后重新评估。在有效期内，由地方卫生主管部门对服务机构进行不定期考核，并受理投诉。

4. 重视产后健康知识普及，加强公众健康宣传教育，提高产后女性及相关群体的健康素养

依托妇幼健康促进行动，为产后女性及生育家庭提供准确、科学、专业的产后健康知识，提高健康素养，促进产后女性及生育家庭对现有产后健康专业服务的有效利用。

重点解决产后女性难以理解和判断健康信息的问题。在针对产后女性群体的健康宣传教育中，应当增加对产后健康知识的公益性宣传。发挥公共卫生机构在健康传播中的主体作用，在现有孕产妇健康教育中主动提示产后健康风险和产后康复管理内容。

研究产后女性的媒介使用习惯和媒介偏好，制订有针对性的产后康复管理健康传播策略，利用大众媒介、社交媒介、网络新媒体、公益广告、社会化营销、社群传播等多种媒介和传播手段，帮助产后女性提高对健康信息的获取、理解和利用能力。

重视"互联网＋"健康传播模式，构建基于社区的产后信息传播平台和干预系统，强化社区初级卫生保健系统的产后康复服务质量，提高产后女性及相关人群获取健康信息和服务的便利性。

中国城市女性产后康复管理需求状况调查报告

兰超形体健康管理科技研究院调查数据中心

产后康复管理是面对孕育过程带来的身心变化，女性通过主动的健康行为，采纳医疗或非医疗手段，借助科学有效的保健措施、服务和社会支持，减少产后身心问题或疾病，恢复健康与美丽的过程。在保障"母婴安全"的前提下，当代女性渴望得到更为科学、系统的产后照料和保健服务，使自己的身心状态尽快从孕产期的急剧变化中全面恢复。为了解女性群体产后康复管理的需求，促进产后康复管理领域健康发展，北京兰超形体健康管理科技研究院召集多学科专家开展了本次调查。

一 被调查女性的基本情况

2021年3～4月，调查的数据采集依托北京兰超形体健康管理科技研究院部署，在全国各地不同类型产后康复服务机构中的形体健康检测网点开展，因此本次调查人群可视为具有产后康复管理意愿、主动寻求产后康复管理服务的城市女性样本。

1797名产后女性参与了本次调查，其中基于每个被调查者唯一编码打通三套数据形成的有效样本为1037份，作为本报告的主要依据。调查样本来自河南、河北、陕西、江苏、山西、湖北、安徽7个省份的24个地市，调查地点包含了东中西部不同经济发展水平的地区（见图1）。

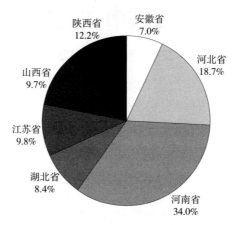

图1　被调查女性的地区分布

本报告使用的数据来自三部分数据的整合，包括自行编制的"女性产后身心健康状况"和"形体健康管理行为认知"两份调查问卷以及通过兰超全维一体数字化形体测量设备采集的女性身体健康测量数据。主要测量指标包括7个方面：①被调查女性的基本信息，主要包括年龄、职业、受教育程度、家庭结构等；②被调查女性的生育状况，主要包括本次生育年龄、初育年龄、孩次结构、计划怀孕、分娩等相关情况；③被调查女性的身体健康状况与健康生活行为，主要包括病史及家族遗传史，孕期及产后的睡眠、运动、营养等生活习惯，产后身体不适与处理，等等；④被调查女性的产后心理健康水平，主要包括对当前生活状况的满意度、职业胜任感、产后抑郁水平的测量及自我报告负面情绪的原因；⑤被调查女性的产后康复状况与需求，主要包括对产后康复的认知、知识水平、信息来源，对产后康复指导的需求，对产后康复服务的知晓和消费状况，等等；⑥社会支持包括家庭支持和社会支持两个部分，家庭支持部分主要包括产褥期产妇和新生儿的主要照顾者、丈夫在产褥期照料和育儿参与程度等，社会支持部分调查了职业胜任感、产假政策、产后女性社会评价的压力等；⑦身体测量数据包括外部形体指标、体成分指标和综合指标三大类，主要包括身高、体重、腰围、臀围等外部形体指标和蛋白质、体水分、无机盐、皮下脂肪、内脂脂肪等体成分指标，以及基础代谢率、体脂率、身体质量指数（BMI）、形体健康指数（BHI）等综合指标。每个被调查女性的身体测量数据基于百万级的数据采集点，形成上千个可供分析的指标。

本次调查借助智能形体健康测量设备和大数据技术，打通了主观问卷调查和传感器数据，实现了该领域的大小数据融合。调查获取了海量数据，本报告仅从中选取了部分与产后康复管理需求直接相关的数据进行分析。数据利用Python和SPSS软件处理和统计分析。

二 被调查女性的基本信息

1. 受教育程度：六成以上拥有大专以上文化程度

被调查女性中拥有大专及以上学历的，为65.8%。本科学历的最多，为34.0%；其次是大专学历的，为27.4%；再次是高中/中专学历的，为21.3%；初中学历的，为12.8%；硕士及以上学历的，为4.4%（见图2）。

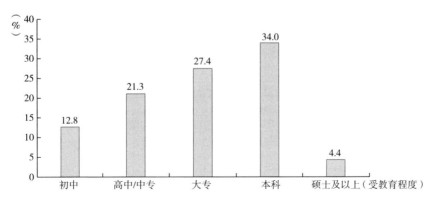

图2 被调查女性受教育程度

2. 职业：企业 / 公司职员和自由职业 / 个体经营者居多

被调查女性职业类型以企业 / 公司职员和自由职业 / 个体经营者居多。企业 / 公司职员比例最高，为28.2%；其次是自由职业 / 个体经营者，为24.7%；再次是全职主妇，为19.3%；公务员（含军人、警察）/事业单位（以下简称体制内工作人员），为17.0%；体力劳动者，为2.9%；其他职业者，为8.0%（见图3）。

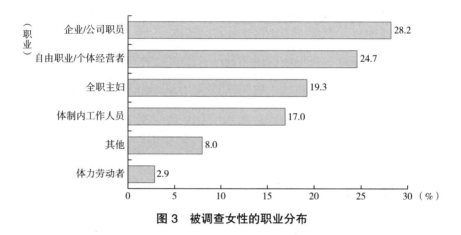

图3　被调查女性的职业分布

从被调查女性的职业类型与受教育程度来看，体制内工作人员的受教育程度整体较高，以本科及以上学历的为主；企业 / 公司职员以本科和大专学历的为主；体力劳动者以初中和高中 / 中专学历的为主；自由职业 / 个体经营者与全职主妇、其他职业的从业人员以高中 / 中专、大专、本科学历的为主。总体来看体制内工作人员和企业 / 公司职员受教育程度处于较高水平（见表1）。

表1　被调查女性的职业分布与受教育程度

单位：%

职业	初中	高中/中专	大专	本科	硕士及以上
体制内工作人员	0.0	2.3	14.2	67.6	15.9
其他	14.5	32.5	33.7	18.1	1.2
企业/公司职员	6.2	14.4	29.8	45.5	4.1

职业	初中	高中/中专	大专	本科	硕士及以上
全职主妇	20.0	26.0	31.5	22.0	0.5
体力劳动者	36.7	50.0	10.0	3.3	0.0
自由职业/个体经营者	20.3	31.6	30.5	16.0	1.6

3. 家庭结构：主干家庭接近一半

被调查女性的家庭结构以主干家庭和核心家庭为主。最多的是主干家庭（和丈夫、孩子、孩子的祖辈一起生活），为48.0%；其次是核心家庭（和丈夫、孩子一起生活），为41.0%；再次是单亲家庭（家里只有被调查女性和孩子），为6.6%；其他情况的，为4.4%（见图4）。

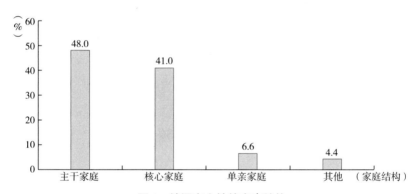

图4　被调查女性的家庭结构

4. 产后阶段：五成以上产后超过1年

被调查女性处于产后1年以上的最多，为52.3%；其次是产后42天以上至6个月的，为20.9%；再次是产后6个月以上至1年的，为14.7%；产后42天内的产褥期女性最少，为12.2%（见图5）。

根据个体需求和情况差异，产后康复管理阶段比传统意义上的产后保健或产褥期保健（产后42天以内）向后大大延展。结合调查场景，样本情况表明，产褥期之后的女性具有强烈的产后康复管理服务需求，更有可能主动寻求产后康复管理服务。

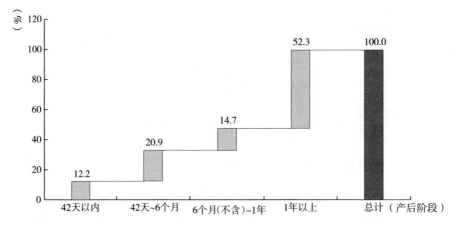

图5　被调查女性所处产后阶段

三　被调查女性的生育状况

1. 孩次结构：两个孩子及以上者接近一半

被调查女性中，生育一个孩子的，为53.0%；生育两个孩子的，为41.4%；生育三个孩子及以上的，为比4.9%；情况未知的，占0.7%；被调查女性中生育两个孩子及以上的，为46.3%（见图6）。

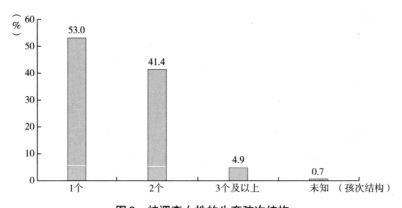

图6　被调查女性的生育孩次结构

从孩次结构与初育年龄的交叉分析来看，初育年龄越低，生育两个孩子及以上的比例越高。初育年龄为25岁及以下的，生育一个孩子的比例最低，为36.8%，生育两个孩子及以上的比例最高，为63.2%；初育年龄26～30岁，生育一个孩子的被调查者为61.3%，两个孩子及以上的比例为38.7%；31～35岁，生育一个孩子的，为82.8%，两个孩子及以上的，为17.2%；36岁及以上生育一个孩子的比例最高，为95.2%，生育两个孩子及以上的，为4.8%（见图7）。

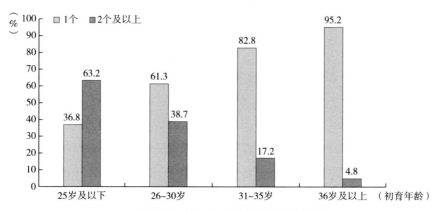

图7　不同年龄被调查女性生育孩次结构比较

　　从地域来看，在被调查女性中，湖北省和陕西省生育一个孩子比例较高，分别为64.4%和62.2%，其次是河北省（58.8%），再次是江苏省（57.8%）、山西省（55.4%）、安徽省（53.4%），河南省生育一个孩子的比例最低，为43.6%。多子女的被调查女性比例最高的是河南省，为56.4%；其他依次是安徽省（46.6%）、山西省（44.6%）、江苏省（42.2%）、河北省（41.2%）、陕西省（37.8%）和湖北省（35.6%）（见图8）。

　　从职业类型来看，被调查女性中的体制内工作人员，生育一个孩子的比例最高，为64.2%，其余依次是企业/公司职员（63.7%）、其他职业类型（49.4%）、全职主妇（47.0%）、自由职业/个体经营者（44.5%），体力劳动者中生育一个孩子的比例最低，为30.0%。体力劳动者多子女的比例最高，为70.0%，其他依次是自由职业/个体经营者（55.5%）、全职主妇（53.0%）、其他职业（50.6%）、企业/公司职员（36.3%）、体制内工作人员（35.8%）（见图9）。

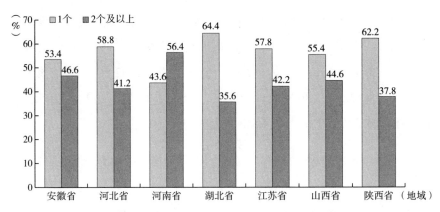

图8 不同地域被调查女性生育孩次结构比较

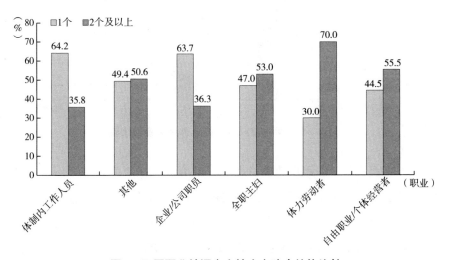

图9 不同职业被调查女性生育孩次结构比较

从就业情况来看，不在业的被调查女性生育多子女的比例高于在业的被调查女性。不在业的被调查女性生育一个孩子的，为39.6%，生育两个孩子及以上的，为60.4%；在业的被调查女性生育一个孩子的，为55.4%，生育两个孩子及以上的，为44.6%。从数据可以看出，工作与育儿很难兼顾，为此在业女性生育二胎的比例较低（见图10）。

从受教育程度来看，两个孩子及以上的比例随受教育程度上升而下降。初中学历被调查女性生育一个孩子的比例最低，生育两个孩子及以上的比例最高，分别为32.3%和67.7%；高中/中专学历被调查女性，生

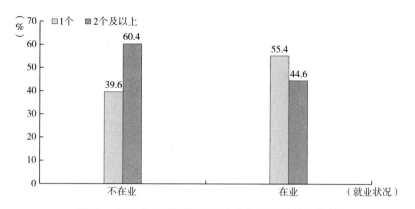

图10　不同就业状况被调查女性生育孩次结构比较

育一个孩子和两个孩子及以上的比例，分别为47.5%和52.5%；大专学历被调查女性，生育一个孩子和两个孩子及以上的，比例分别为55.6%和44.4%；本科学历被调查女性生育一个孩子和两个孩子及以上的比例，分别为62.0%和38.0%；硕士及以上学历被调查女性生育一个孩子和两个孩子及以上的比例，分别为69.6%和30.4%（见图11）。

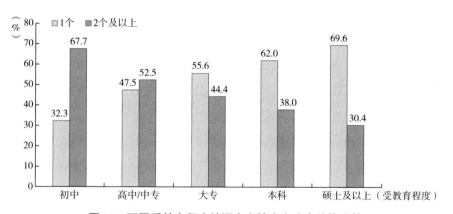

图11　不同受教育程度被调查女性生育孩次结构比较

2. 初育年龄：平均26岁

数据显示，被调查女性平均初育年龄为26岁，最大的43岁，26～30岁的比例最高，为47.3%；其次是25岁及以下的，为41.7%；31～35岁的，为9.0%；36岁及以上的，为2.0%。

按照妇产科医学对女性生育年龄的分类，通常将35岁以上定义为高龄产妇，35岁及以下为适龄产妇，我国女性最佳生育年龄是25~29周岁。[1] 被调查女性中，初育时高龄产妇为2.0%，适龄产妇约为98.0%，初育时处于最佳生育年龄区间（26~30岁）的比例为47.3%（见图12）。

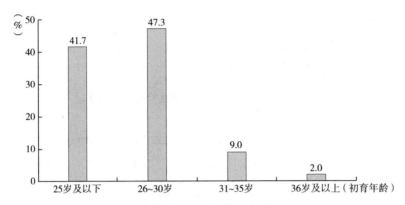

图12 被调查女性的初育年龄分布

从职业类型来看，被调查女性中，体力劳动者初育年龄普遍较小，25岁及以下的，为73.3%；26~30岁的，为20.0%；体制内工作人员初育年龄集中在26~30岁，为63.6%，25岁及以下和31~35岁的，比例相差不多，分别为18.2%和16.5%；企业/公司职员中26~30岁的和25岁及以下的比例较高，分别为55.8%和32.2%；自由职业/个体经营者中初育时高龄产妇比例较高（4.3%），体制内工作人员初育年龄在最佳生育年龄区间（26~30岁）的较多（见表2）。

表2 不同职业被调查女性初育年龄比较

单位：%

职 业	25岁及以下	26~30岁	31~35岁	36岁及以上
体制内工作人员	18.2	63.6	16.5	1.7
其他	55.4	41.0	3.6	0.0

---

① 刘佳、徐阳：《女性最佳生育年龄探讨》，《中国妇幼健康研究》，2018年第7期，第865~868页。

职　业	25岁及以下	26～30岁	31～35岁	36岁及以上
企业/公司职员	32.2	55.8	11.0	1.0
全职主妇	46.5	45.5	6.0	2.0
体力劳动者	73.3	20.0	6.7	0.0
自由职业/个体经营者	56.6	33.2	5.9	4.3

　　从就业情况来看，在业的被调查女性初育年龄26～30岁的居多，为49.1%，其次是25岁及以下的，为39.5%；31～35岁的，为9.3%；36岁及以上的，为2.1%。不在业的被调查女性中初育年龄在25岁及以下的居多，为59.5%；其次是26～30岁的，为32.4%；再次是31～35岁的，为6.3%；36岁及以上的，为1.8%。在业的被调查女性按初育年龄看高龄产妇居多（2.1%），处于最佳生育年龄区间的比例也较高（49.1%）（见图13）。

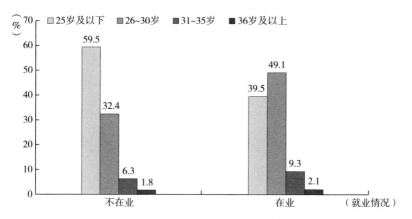

图13　不同就业状况被调查女性初育年龄比较

　　从受教育程度来看，在初中学历和高中/中专学历的被调查女性中，初育年龄以25岁及以下的比例最高，分别为82.0%和58.8%；大专学历、本科学历和硕士及以上学历的被调查女性中，初育年龄以26～30岁的比例最高，分别为48.6%、64.6%和63.0%；大专学历的被调查女性高龄产妇比例最高，为3.2%（见表3）。

表3　不同受教育程度的被调查女性初育年龄比较

单位: %

受教育程度	25 岁及以下	26～30 岁	31～35 岁	36 岁及以上
初　中	82.0	12.0	6.0	0.0
高中/中专	58.8	36.2	3.6	1.4
大　专	42.6	48.6	5.6	3.2
本　科	19.8	64.6	13.3	2.3
硕士及以上	4.3	63.0	30.4	2.2

3. 本次生育年龄: 平均年龄33.6岁

按照妇产科医学对女性生育年龄的分类, 通常将35岁以上定义为高龄产妇, 35岁及以下为适龄产妇, 认为我国女性最佳生育年龄是25～29周岁。[①] 被调查女性本次生育年龄平均为33.6岁, 中位数为32岁。31～35岁组比例最高, 为34.4%; 其次是处于最佳生育区间的26～30岁组, 为32.8%; 再次是36岁及以上组的高龄产妇, 为27.6%; 25岁及以下组为5.2%(见图14)。

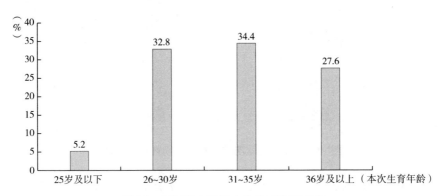

图14　被调查女性的本次生育年龄分布

---

① 刘佳、徐阳:《女性最佳生育年龄探讨》,《中国妇幼健康研究》, 2018年第7期, 第865～868页。

4. 生育计划：超六成为计划外怀孕

从备孕情况来看，35.9%的被调查女性最近一次生育是计划怀孕，64.1%是非计划怀孕（见图15）。计划外怀孕的比例较高，可能与样本中的孩次结构以及当前施行的较为宽松的生育政策有关。

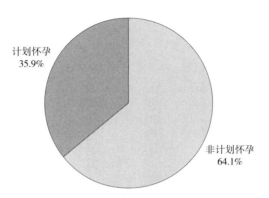

图15 被调查女性的生育计划

从本次生育年龄来看，在被调查女性中，高龄产妇（36岁及以上）非计划怀孕比例较高，为72.0%；其次是25岁及以下的，为66.7%，再次是26～30岁即处于最佳生育年龄区间的，为61.2%；31～35岁的被调查女性最低，为60.2%，但均高于计划生育的被调查女性（见图16）。

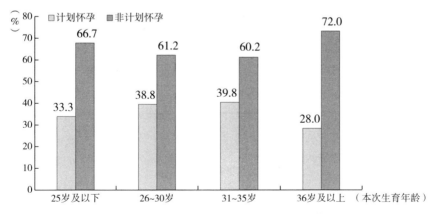

图16 不同年龄被调查女性生育计划比较

从职业来看，被调查女性中，体制内工作人员计划怀孕比例最高，为48.3%；其次是企业/公司职员，为36.3%；自由职业/个体经营者、体力劳动者、全职主妇的计划怀孕比例均为三成以上，分别为34.0%、33.3%、32.0%；其他职业类别的被调查女性计划怀孕的比例最低，为24.1%，非计划怀孕的比例最高，达75.9%（见图17）。

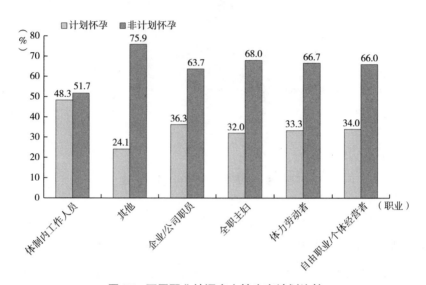

图17　不同职业被调查女性生育计划比较

从受教育程度来看，计划怀孕比例随被调查女性受教育程度提高而上升。初中学历的被调查女性计划怀孕的，为22.6%；高中/中专学历的，为28.1%；大专学历的，为30.6%；本科学历的，为47.0%；硕士及以上学历的，为58.7%（见图18）。

从孩次来看，一个孩子的被调查女性计划怀孕的，为39.7%，非计划怀孕的，为60.3%；两个孩子及以上的被调查女性计划怀孕的，为31.7%，非计划怀孕的，为68.3%。两个孩子及以上的被调查女性非计划怀孕比例的较高，或许与鼓励生育政策的陆续出台有关（见图19）。

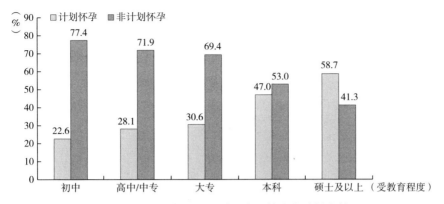

图18　不同受教育程度被调查女性生育计划比较

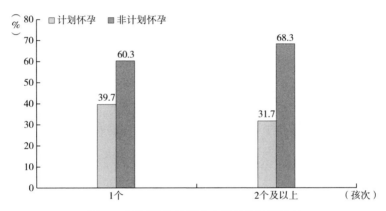

图19　不同孩次被调查女性生育计划比较

5. 分娩方式：剖宫产率较高

被调查女性最近一次生育的分娩方式是顺产的为55.3%；其次是剖宫产，为40.6%；顺产转剖宫产的，为4.1%（见图20）。后两项累积，被调查女性最近一次生育时剖宫产率达44.7%，高于全国平均水平。国家卫生健康委发布的数据显示，2018年全国剖宫产率为36.7%[①]。

从医疗角度看，剖宫产是在风险情况下，保障母婴生命安全的妇产科临床技术，不是分娩的捷径。和自然分娩过程相比，剖宫产提高了产

[①] 　国家卫生健康委员会妇幼健康司：《中国妇幼健康事业发展报告（2019）》，2019年5月27日，国家卫生健康委员会网站，http://www.nhc.gov.cn/fys/s7901/201905/bbd8e2134a7e47958c5c9ef032e1dfa2.shtml。

后保健及产后康复的复杂程度。近年来，我国剖宫产率有所下降，但仍然远远高于世界卫生组织设置的15.0%的警戒线水平。

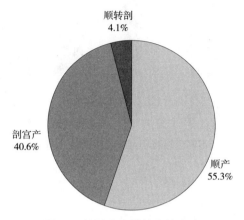

图20　被调查女性的分娩方式

从本次生育年龄来看，25岁及以下的被调查女性顺产率最高，为63.0%；处于最佳生育年龄区间（26～30岁）的被调查女性顺产率和剖宫产率分别为57.4%和42.6%；31～35岁的被调查女性剖宫产率最高，为51.8%（见图21）。

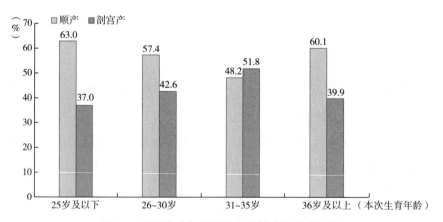

图21　不同生育年龄被调查女性分娩方式比较

从初育年龄来看，处于最佳生育年龄区间（26～30岁）的被调查女性顺产率和剖宫产率分别为52.3%和47.7%；初育年龄是25岁及以下的，顺产率最高，为60.0%；初育年龄为31~35岁的，剖宫产率最高，为51.6%（见图22）。

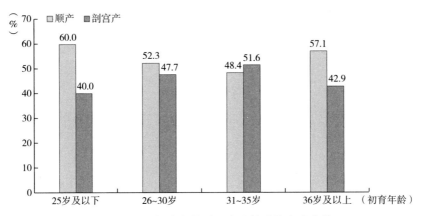

图22　不同初育年龄被调查女性分娩方式比较

从职业来看，被调查女性中，企业/公司职员顺产率最高，为57.5%；体力劳动者、其他职业类别、体制内工作人员顺产比例接近，分别为56.7%、56.6%、56.3%；其次是自由职业/个体经营者，为54.7%。剖宫产率最高的是全职主妇，达49.0%；其次是自由职业/个体经营者，为45.3%；企业/公司职员剖宫产率最低，为42.5%（见图23）。

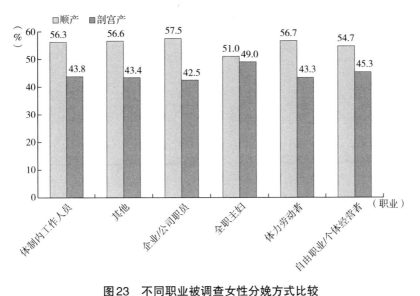

图23　不同职业被调查女性分娩方式比较

从就业情况看，在业的被调查女性顺产率为56.0%，高于不在业的被调查女性（48.6%）；其剖宫产率为44.0%，低于不在业的被调查女性（51.4%）（见图24）。

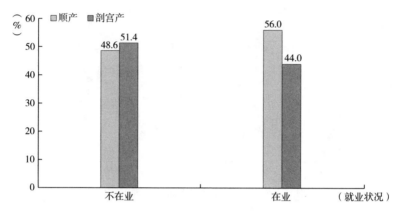

图24　不同就业情况被调查女性分娩方式比较

从受教育程度来看，被调查女性中，顺产率随受教育程度提高而降低。初中学历的被调查女性顺产率最高，为59.4%；其次是高中／中专学历的，为58.8%；再次是大专学历的，为56.3%；本科学历的，为51.6%；硕士及以上学历的顺产率最低，为47.8%。剖宫产率随受教育程度降低而下降，硕士及以上学历的，剖宫产率最高，为52.2%；初中学历的，为40.6%（见图25）。

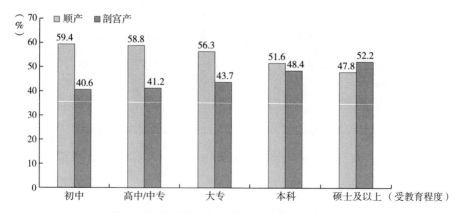

图25　不同受教育程度被调查女性分娩方式比较

从分娩方式来看，生育一个孩子的被调查女性顺产率略高，为56.7%，剖宫产率略低，为43.3%；生育两个孩子及以上的被调查女性顺产率为53.5%，剖宫产率为46.5%（见图26）。

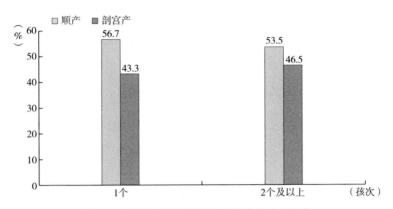

图26　不同孩次的被调查女性分娩方式比较

6. 分娩地点：以公立医院（包括综合医院和妇幼保健院）为主

全部被调查女性均采取了住院分娩的方式。分娩地点以公立综合医院居多，为55.7%；其次是妇幼保健院，为35.7%；在私立民营医院分娩的，为8.6%（见图27）。在公立医院（包括综合医院和妇幼保健院）分娩的被调查女性达91.4%。

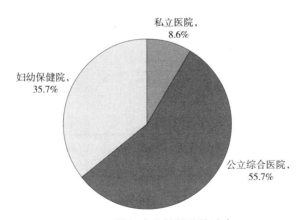

图27　被调查女性的分娩地点

从本次生育年龄来看，25岁及以下的被调查女性在公立医院分娩率最高，为92.6%，26～30岁的，在私立医院分娩率最高，为9.7%（见图28）。

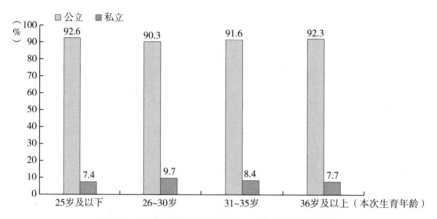

图28 不同生育年龄被调查女性分娩地点比较

从职业类型来看，被调查女性中，选择在私立医院分娩比例较高的群体是全职主妇、自由职业/个体经营者、体力劳动者和企业/公司职员，分别为10.5%、10.2%、10.0%、9.2%。在私立医院分娩比例低于平均水平（8.6%）的是体制内工作人员（5.7%）和其他职业类型的被调查女性（2.4%）（见图29）。

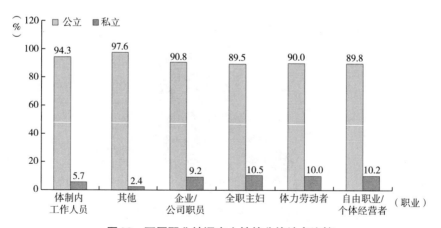

图29 不同职业被调查女性的分娩地点比较

从就业状况来看，被调查女性中，不在业的被调查女性在私立医院分娩的比例较高，为9.9%；在业的被调查女性该比例低于平均水平（8.6%），为7.4%（见图30）。

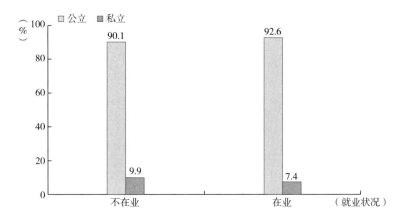

图30　不同就业情况被调查女性的分娩地点比较

从受教育程度来看，初中学历的被调查女性在私立医院的分娩率最高，为12.0%；其次是大专和高中/中专学历的被调查女性，分别为9.9%和9.0%；本科和硕士及以上学历的，该比例低于平均水平（8.6%），分别为6.2%和6.5%（见图31）。

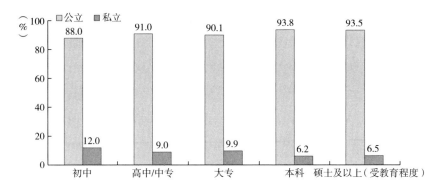

图31　不同受教育程度被调查女性的分娩地点比较

不同孩次结构的被调查女性的分娩地点差异不大，生育一个孩子和两个孩子及以上的，在公立医院分娩的比例分别为91.4%和91.5%，在私立医院分娩的比例分别为8.6%和8.5%（见图32）。

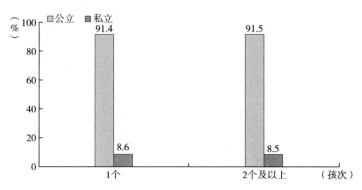

图32　不同孩次结构被调查女性的分娩地点比较

四　被调查女性的健康生活方式

世界卫生组织研究发现，个人行为与生活方式对健康的影响占到60.0%。健康管理的根本在于个人健康生活方式的养成。由国家卫生主管部门发布的《中国公民健康素养——基本知识与技能（2015年版）》（以下简称"中国公民健康素养"）中将健康生活方式分为合理膳食、适量运动、戒烟限酒和心理平衡四个方面。[1]结合调查对象的群体特征和产后康复管理涉及的主要内容，本次调查主要从合理膳食、运动习惯和作息睡眠三个方面了解产后被调查女性的生活习惯与健康行为。由于心理健康在产后康复阶段特别重要，报告将心理健康方面的内容纳入"产后心理康复管理需求与服务"部分集中说明。

1. 形成合理膳食健康生活习惯的被调查女性约占1/3

饮食是营养的来源，健康饮食习惯是健康的基础。在现代生活中，

---

① 原国家卫生计生委办公厅：《中国公民健康素养——基本知识与技能（2015年版）》，2015年12月30日，国家卫生健康委员会网站，http://www.nhc.gov.cn/xcs/s3581/201601/e02729e6565a47fea0487a212612705b.shtml。

食物更容易获得，尤其是高热量高脂肪高糖分饮食已经突破了人类身体承受能力，不良饮食习惯给现代人的健康带来了威胁。2016年全球疾病负担研究表明，饮食因素导致的疾病负担占15.9%，已成为影响健康的重要危险因素。[①] 高盐饮食成为中国人致死和伤残调整年（DALY）的四大主要风险因素之一。[②]

将健康饮食习惯和具体饮食行为两个维度结合来看，被调查女性具备一定的健康饮食意识，也具有一定的健康饮食知识，采取了一部分健康饮食行为，但是能够在日常生活中养成健康饮食行为习惯的还是少数。

日常生活中，能够养成合理膳食健康生活习惯的约占被调查女性的1/3。从被调查女性的饮食要求来看，在日常生活中，注重膳食平衡的比例为36.5%（"荤素搭配、健康饮食"），不注重膳食平衡，挑食、偏食的比例为36.4%（"随心情，只吃喜欢吃的食物"），完全不注重平衡膳食要求的，占27.2%（"没要求，吃饱就可以"）（见图33）。

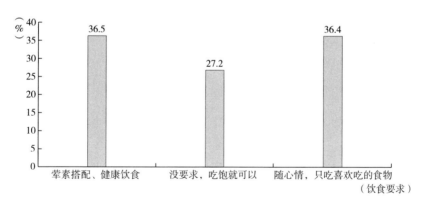

图33 被调查女性的饮食习惯

---

① 健康中国行动推进委员会：《健康中国行动（2019–2030）》，2019年7月9日，中央人民政府网站，http://www.gov.cn/xinwen/2019–07/15/content_5409694.htm。

② Etc., M.Z., Mortality, morbidity, and risk factors in China and its provinces，1990–2017: a systematic analysis for the Global Burden of Disease Study 2017. Lancet，2019.

从本次生育年龄来看，36岁及以上的被调查女性注重"荤素搭配，健康饮食"的比例最高，为45.8%；25岁及以下的被调查女性"随心情，只吃喜欢吃的食物"（48.1%）、"没要求，吃饱就可以"（33.3%）的比例最高（见表4）。

表4 不同生育年龄被调查女性的饮食习惯比较

单位：%

本次生育年龄	荤素搭配、健康饮食	没要求，吃饱就可以	随心情，只吃喜欢吃的食物
25岁及以下	18.5	33.3	48.1
26~30岁	32.9	22.9	44.1
31~35岁	35.0	29.4	35.6
36岁及以上	45.8	28.3	25.9

"中国公民健康素养"中建议，膳食应当以谷类为主，多吃蔬菜、水果和薯类，注意荤素、粗细搭配；提倡每天食用奶类、豆类及其制品。膳食要清淡，要少油、少盐、少糖，食用合格碘盐等。

从具体的饮食行为来看，应答人数前五位依次为："每天吃早饭"（60.3%）、"每天吃水果"（49.8%）、"荤素搭配、平衡膳食"（42.8%）、"每天喝牛奶或豆浆"（24.2%）、"少盐少油"（20.2%）。在饮食控制行为方面，54.2%的被调查女性"不控制饮食想吃啥吃啥"，9.3%的被调查女性选择"按照热量摄入控制饮食"；8.9%的被调查女性采取了婴儿优先的策略，"什么对新生儿好吃啥自己无所谓"；8.7%的被调查女性缺少健康饮食意识，"每周吃三次以上外卖"；8.5%的被调查女性选择了"素食"（见图34）。

从饮食口味来看，被调查女性"口味适中"的最多，为45.8%；其次是"口味清淡"的，为28.1%；"口味偏重"的最少，为26.1%（见图35）。

被调查女性的饮食习惯中，多数是"非素食"，为80.8%；"蛋奶素食"的，为15.7%；"完全素食"的，为3.5%（见图36）。

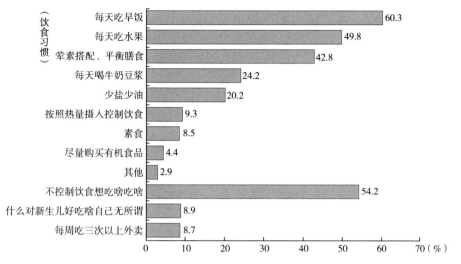

图34　被调查女性的饮食行为

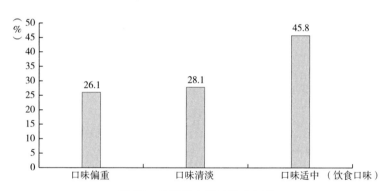

图35　被调查女性的饮食口味

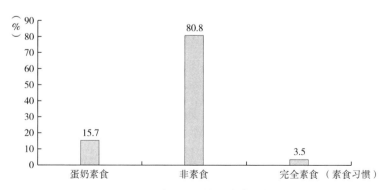

图36　被调查女性的素食习惯

2. 产后运动参与率和频率低于孕前

"中国公民健康素养"中建议成年人每日应当进行6～10千步当量的身体活动。世界卫生组织对妊娠期和产后女性的运动建议是"最低每周进行150分钟中等强度的有氧运动，可包含多种形式的有氧运动和肌肉拉伸运动，应控制久坐的时间，尽量以不同强度的身体活动替代久坐的行为以促进健康"。[①]产后女性适当地运动有利于产后身心康复。产后尽早适当活动，有利于体力恢复、排尿及排便，减少静脉栓塞的发生，且能促进骨盆底及腹肌张力恢复。专家建议根据产后不同阶段及身体恢复状况适当调整运动强度和时间，以产褥期（产后42天以内）为例，一般情况下产后每周进行30分钟左右中等强度的活动是比较适宜的。

本次调查对产后女性在孕前和产后的运动规律、频次和场所、方式进行了解，总体来看，被调查女性产后的运动健身参与率和频次均低于孕前。

参加运动健身的被调查女性，孕前为69.1%，产后为54.7%（见图37）。

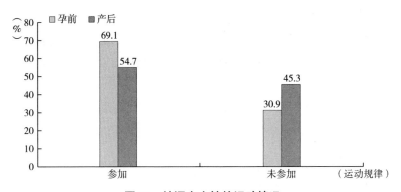

图37　被调查女性的运动情况

被调查女性的运动频次，不管是孕前还是产后，均为运动无规律

---

① WHO: "Physical Activity", 2020-10-26, https://www.who.int/news-room/fact-sheets/detail/physical-activity.

的居多，分别为60.7%和69.1%；产后运动"无规律"的和"一周1次"
的被调查女性比例略有上升；"一周2次"及以上的被调查女性，比例
均有所下降（见图38）。

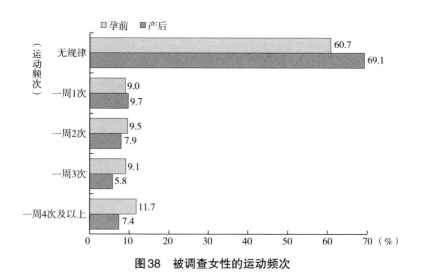

图38　被调查女性的运动频次

从本次生育年龄来看，31～35岁的被调查女性孕前和产后参加运动
的比例，分别为70.3%和58.5%，降幅最小，为16.7%；其次是36岁及
以上的，降幅为17.2%；26～30岁的，降幅为26.5%；25岁及以下的，
降幅最高，为31.4%（见表5）。

表5　不同生育年龄被调查女性的运动规律比较

单位：%

本次生育年龄	孕前	产后	降幅
25岁及以下	59.3	40.7	31.4
26～30岁	68.8	50.6	26.5
31～35岁	70.3	58.5	16.7
36岁及以上	69.2	57.3	17.2

运动时长方面，产后参加运动健身的被调查女性中，运动持续时间
20～40分钟的，为29.8%；40～60分钟的，为8.1%；60分钟及以上的，

为4.6%，均低于孕前相应的比例（34.0%、15.7%和5.9%）；运动时长在20分钟及以下的，产后的比例（57.5%）高于孕前的比例（44.5%）（见图39）。

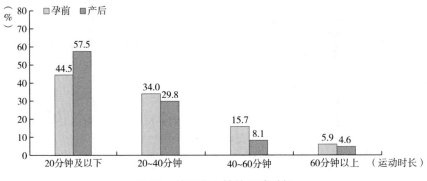

图39　被调查女性的运动时长

被调查女性参加"有氧运动"（如球类运动、慢跑、瑜伽、太极等）的比例，孕前为77.9%，产后为75.3%，略有下降；被调查女性产后参加有氧运动和无氧运动"比例相当"的，为17.5%，被调查女性产后参加"无氧运动"（如健身器材锻炼）的，为7.2%，均略高于孕前的比例（16.4%和5.7%）（见图40）。

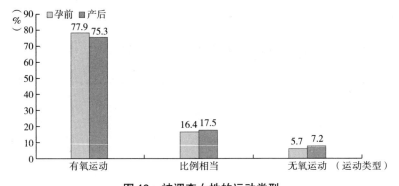

图40　被调查女性的运动类型

被调查女性孕前与产后的运动场所有所变化。孕前被调查女性主要的运动场所是户外（公园或郊外）的，为49.0%；是家中的，为34.1%；

在健身房的，为16.9%。产后主要运动场所是家中的，为55.7%；是户外（公园或郊外）的，为34.7%；在健身房的，为9.5%（见图41）。

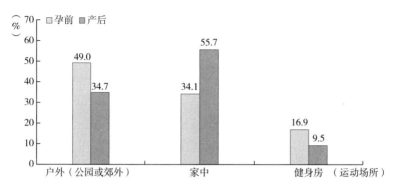

图41 被调查女性的运动场所

从饮食习惯与运动规律来看，具有良好饮食习惯的被调查女性，孕前和产后运动参与率分别为72.0%和72.4%，变化不大。具有良好饮食习惯的被调查女性产后每周运动1次（6.0%）、3次（9.0%）和4次及以上（13.4%）的比例，均比孕前略有上升；一周运动2次（5.3%）和无规律（38.7%）的比例比孕前略有下降（见表6）。

表6 不同饮食习惯被调查女性的运动规律比较

单位：%

饮食习惯		没有运动	一周1次	一周2次	一周3次	一周4次及以上	无规律
孕前	良好	28.0	5.9	5.7	8.0	11.8	40.6
	不好	31.3	5.8	6.5	7.7	9.9	38.7
产后	良好	27.6	6.0	5.3	9.0	13.4	38.7
	不好	32.3	4.9	7.0	5.9	5.4	44.6

从分娩方式与运动规律的交叉分析来看，顺产的被调查女性运动参与率（63.5%）高于剖宫产的（58.2%）。顺产的被调查女性"一周2次"（4.2%）、"一周3次"（5.8%）、"一周4次及以上"（8.0%）的比例，均高于剖宫产的被调查女性（2.4%、3.0%、5.0%）。顺产的被调查女性"无

规律"运动（42.8%）的比例较低，"一周1次"的比例相同，均为2.8%（见表7）。

表7　被调查女性的分娩方式与运动规律

单位：%

分娩方式	没有运动	一周1次	一周2次	一周3次	一周4次及以上	无规律
剖宫产	41.8	2.8	2.4	3.0	5.0	45.0
顺产	36.5	2.8	4.2	5.8	8.0	42.8

从子女情况来看，生育一个孩子的被调查女性运动参与率（63.0%）高于生育两个孩子及以上的（59.0%）；生育一个孩子的被调查女性，除"一周4次及以上"的参与比例（5.9%）低于生育两个孩子及以上的被调查女性（7.5%）外，其余频次的比例均高于生育两个孩子及以上的被调查女性（见表8）。

表8　被调查女性的子女数量与运动规律

单位：%

子女数量	没有运动	一周1次	一周2次	一周3次	一周4次及以上	无规律
一个孩子	37.0	3.1	4.5	5.0	5.9	44.5
两个孩子及以上	41.0	2.5	2.1	4.0	7.5	42.9

3. 产后作息不规律影响睡眠质量

睡眠是生命的基本需要。《健康中国行动（2019—2030年）》指出，长期的睡眠不足会加大患心脑血管疾病、抑郁症、糖尿病和肥胖的风险，损害认知功能、记忆力和免疫系统，倡导成人每日平均睡眠时间7~8小时。研究表明，睡眠不足也是导致产后抑郁症状的高危因素。充足的睡眠是睡眠质量的基础，但睡眠充足不完全等于睡眠质量高，由中国医师协会发布的《中国睡眠指数报告》显示，中国人平均睡眠时长8小时50分，但近一半的人起床后有疲惫感，睡眠指数为64.3分（100分为最高值）。就本次调查群体而言，睡眠质量比睡眠充足更为重要。

规律作息能够帮助人体形成习惯，从而提高睡眠质量。考虑到产后女性群体随时照料婴儿的作息特征，本次调查重点考察作息规律与夜醒次数，用以衡量被调查女性的睡眠质量。

在被调查女性中，工作"时间不固定"的最多，为44.4%；其次是"朝九晚五规律作息"的，为39.0%；再次是"经常加班熬夜"的，为13.9%；"倒班制，有夜班"的，为2.8%（见图42）。

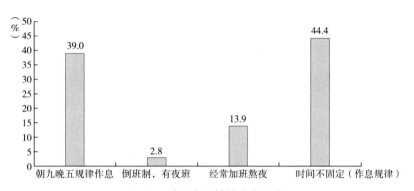

图42　被调查女性的作息规律

从本次生育年龄来看，在"朝九晚五规律作息"的被调查女性中，36岁及以上的比例最高，为48.3%；在工作"时间不固定"的被调查女性中，比例最高的是25岁及以下的（59.3%）；31~35岁的"经常加班熬夜"的比例最高（15.4%）；26~30岁的被调查女性"倒班制，有夜班"的比例最高（3.2%）（见表9）。

表9　本次生育年龄不同的被调查女性作息规律比较

单位：%

本次生育年龄	朝九晚五规律作息	倒班制，有夜班	经常加班熬夜	时间不固定
25岁及以下	25.9	0.0	14.8	59.3
26~30岁	32.1	3.2	14.4	50.3
31~35岁	40.1	2.5	15.4	42.0
36岁及以上	48.3	3.1	11.2	37.4

近六成女性需要夜醒至少1次。夜醒之后需要重新进入睡眠循环，

因而严重影响睡眠质量。被调查女性工作日夜醒2次的，为23.1%；3次及以上的，为15.9%；休息日夜醒次数2次的，为23.0%；3次及以上的，为16.6%；工作日和休息日夜醒1次的比例相同（见图43）。

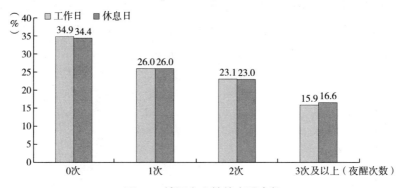

图43 被调查女性的夜醒次数

从就业情况来看，在工作日，在业的被调查女性夜醒1次的比例较高，为26.5%；不在业的被调查女性工作日夜醒"2次"和"3次及以上"的比例较高，分别为27.0%和19.8%；休息日的情况基本相同（见表10）。

表10 工作日和休息日被调查女性的夜醒次数比较

单位：%

夜醒次数	就业情况	0次	1次	2次	3次及以上
在业	工作日	35.4	26.5	22.7	15.4
不在业		30.6	22.5	27.0	19.8
在业	休息日	34.8	26.8	22.0	16.4
不在业		31.5	19.8	30.6	18.0

分工作日和休息日来看，不同生育情况的被调查女性夜醒次数存在差异。

工作日，生育一个孩子的被调查女性夜醒次数的比例均比生育两个孩子及以上的被调查女性的比例低。

顺产的被调查女性不需要夜醒的比例（34.7%）低于剖宫产的被调查女性（35.1%）；夜醒"1次"的（25.8%）和夜醒"3次及以上"的（14.5%），低于剖宫产的被调查女性（26.3%、17.7%）；夜醒2次的（25.0%），高于剖宫产的被调查女性（20.9%）。

在公立医院分娩的被调查女性不需要夜醒的（34.9%）与在私立医院分娩的（34.8%）基本持平；夜醒1次的（25.5%），低于在私立医院分娩的（31.5%）；夜醒"2次"（23.5%）和"3次及以上"的（16.0%），均高于在私立医院分娩的被调查女性（见表11）。

表11   不同生育情况被调查女性工作日夜醒次数比较

单位：%

生育情况		0次	1次	2次	3次及以上
孩次	1个孩子	41.1	24.6	19.6	14.7
	2个孩子及以上	27.7	27.7	27.3	17.3
分娩方式	顺产	34.7	25.8	25.0	14.5
	剖宫产	35.1	26.3	20.9	17.7
分娩地点	公立	34.9	25.5	23.5	16.0
	私立	34.8	31.5	19.1	14.6

休息日，一个孩子的被调查女性夜醒次数的比例均比两个孩子及以上的被调查女性的各项比例低。

顺产的被调查女性不需要夜醒的比例（35.1%）高于剖宫产的（33.6%）；夜醒"1次"（25.7%）、夜醒"3次及以上"的比例（14.8%）低于剖宫产的（26.5%、18.8%）；夜醒"2次"的比例（24.4%）高于剖宫产的被调查女性（21.1%）。

在公立医院分娩的被调查女性不需要夜醒的比例（34.5%）高于在私立医院分娩的（33.7%）；夜醒"1次"的比例（25.4%）低于在私立医院分娩的（32.6%）；夜醒"2次"（23.4%）、"3次及以上"（16.7%）的，均高于在私立医院分娩的被调查女性（18.0%、15.7%）（见表12）。

表12　不同生育情况被调查女性休息日夜醒次数比较

单位：%

生育情况		0	1次	2次	3次及以上
孩次	1个孩子	40.0	25.3	20.1	14.5
	2个孩子及以上	27.9	26.9	26.3	19.0
分娩方式	顺产	35.1	25.7	24.4	14.8
	剖宫产	33.6	26.5	21.1	18.8
分娩地点	公立	34.5	25.4	23.4	16.7
	私立	33.7	32.6	18.0	15.7

从社会支持情况来看，被调查女性自己照顾孩子的，不需要夜醒的比例，在工作日和休息日分别为33.3%和34.0%，均低于由其他人照顾孩子的被调查女性；工作日和休息日夜醒"2次"和"3次及以上"的比例分别为24.1%和23.4%、17.0%和18.7%，均高于由其他人照顾孩子的被调查女性（见表13）。

表13　被调查女性是否孩子的主要照顾人与夜醒次数

单位：%

照顾孩子的人		0次	1次	2次	3次及以上
工作日	"我"自己	33.3	25.5	24.1	17.0
	其他人	36.0	26.4	22.5	15.1
休息日	"我"自己	34.0	23.9	23.4	18.7
	其他人	34.7	27.5	22.6	15.1

五　产后康复管理状况与服务需求

（一）产后康复管理的认知与利用情况

世界卫生组织将为产后女性提供性生活与避孕、饮食与营养、产后身体恢复、身体锻炼、婴儿沐浴与着装以及母婴交流等指导，作为产后保健的重要内容。我国《母婴保健法》也明确规定，孕产期应当为孕妇、产妇提供卫生、营养、心理等方面的咨询和指导。

产后康复管理是在现代健康理念下提出的，以提高产后女性生活质量为目标。产后保健和产后康复是两个相互联系但又不完全相同的概念。基于《母婴保健法》和《妇女发展纲要》《儿童发展纲要》，可知产后保健的主要目的是预防控制产妇的孕产期合并症、并发症以及降低孕产妇、新生儿死亡率。也就是说，孕产期保健作为国家公共卫生服务的一部分，其主要目的是保障母婴安全。产后康复基于孕产期系统保健中产后保健阶段的延伸，是在实现母婴安全的前提下为女性提供高质量产后保健，目的是帮助女性更好更快地从生育状态中恢复身体机能和健康水平，提高生活质量。

1. 产后康复运动指导最受关注

数据显示，被调查女性对产后康复指导的需求依次为"产后康复运动指导""饮食营养搭配指导""产后护理指导""母乳喂养指导""心理保健指导"和"计划生育指导"。其中"产后康复运动指导"最受被调查女性关注，为66.0%；其次是需要"饮食营养搭配指导"，为45.8%；再次是需要"产后护理指导"，为42.4%；33.0%的被调查女性需要"母乳喂养指导"；17.7%需要"心理保健指导"；6.3%需要"计划生育指导"（见图44）。

交叉分析显示，被调查女性的产后康复指导需求存在差异。

从本次生育年龄来看，26～30岁的被调查女性"产后护理指导"的需求比例最高，为46.2%；31～35岁的被调查女性"饮食营养搭配指

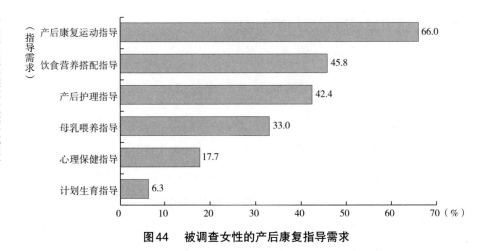

（指导需求）

产后康复运动指导	66.0
饮食营养搭配指导	45.8
产后护理指导	42.4
母乳喂养指导	33.0
心理保健指导	17.7
计划生育指导	6.3

图44　被调查女性的产后康复指导需求

导"和"产后康复运动指导"比例最高，分别为49.6%和70.6%；36岁
及以上的，需要"心理保健指导""母乳喂养指导"和"计划生育指导"
的比例最高，分别为19.2%、33.6%和10.5%（见表14）。

表14　本次不同生育年龄的被调查女性产后康复指导需求比较

单位：%

本次生育年龄	产后护理指导	饮食营养搭配指导	产后康复运动指导	心理保健指导	母乳喂养指导	计划生育指导
25岁及以下	44.4	33.3	66.7	9.3	31.5	1.9
26～30岁	46.2	42.1	67.1	16.5	33.5	5.0
31～35岁	43.4	49.6	70.6	19.0	32.2	4.8
36岁及以上	36.4	47.9	58.7	19.2	33.6	10.5

　　从地域来看，安徽省和陕西省的被调查女性最重视的是"饮食
营养搭配指导"，分别为56.2%和48.8%，其次是"产后康复运动指
导"，分别为45.2%和44.9%；湖北省的被调查女性最重视"产后康
复运动指导"，为78.2%，其次是"母乳喂养指导"，为69.0%；江
苏省和河北省的被调查女性也最重视"产后康复运动指导"，分别为
75.5%和63.4%，其次是"产后护理指导"，分别为47.1%和44.3%；
河南省和山西省的被调查女性更重视"产后康复运动指导"，分别

为72.5%和69.3%，其次是"饮食营养搭配指导"，分别为44.5%和53.5%（见表15）。

表15　不同地域被调查女性的产后康复指导需求比较

单位：%

需　求	安徽省	河北省	河南省	湖北省	江苏省	山西省	陕西省
产后康复运动指导	45.2	63.4	72.5	78.2	75.5	69.3	44.9
母乳喂养指导	35.6	32.5	30.0	69.0	24.5	29.7	25.2
产后护理指导	43.8	44.3	40.2	65.5	47.1	35.6	30.7
饮食营养搭配指导	56.2	43.3	44.5	42.5	39.2	53.5	48.8
心理保健指导	6.8	20.6	13.9	16.1	23.5	24.8	21.3
计划生育指导	8.2	5.7	2.8	3.4	6.9	6.9	16.5

从备孕情况来看，计划怀孕的被调查女性最需要"产后康复运动指导"，为70.4%；其次是"产后护理指导"，为48.4%；再次是"饮食营养搭配指导"，为45.4%。非计划怀孕的被调查女性同样最需要"产后康复运动指导"，为63.5%；其次是"饮食营养搭配指导"，为46.0%；再次是"产后护理指导"，为39.1%。计划怀孕的被调查女性在"产后康复运动指导""产后护理指导""母乳喂养指导"和"心理保健指导"方面的需求，均高于非计划怀孕的被调查女性（见表16）。

表16　不同备孕情况的被调查女性产后康复指导需求比较

单位：%

需　求	计划怀孕	非计划怀孕
产后康复运动指导	70.4	63.5
产后护理指导	48.4	39.1
饮食营养搭配指导	45.4	46.0
母乳喂养指导	41.4	28.3
心理保健指导	19.4	16.8
计划生育指导	5.1	6.9

　　从孩次来看，生育一个孩子的被调查女性比生育两个孩子及以上的被调查女性更需要"产后护理指导"（42.9%、41.9%）、"母乳喂养指导"（36.4%、29.0%）和"计划生育指导"（6.6%、5.8%）；生育两个孩子及以上的被调查女性比生育一个孩子的，更需要"产后康复运动指导"（67.9%、64.3%）、"饮食营养搭配指导"（47.9%、44.0%）和"心理保健指导"（19.8%、16.0%）（见表17）。

表17　不同孩次的被调查女性产后康复指导需求比较

单位：%

需求	1个孩子	2个孩子及以上
产后康复运动指导	64.3	67.9
饮食营养搭配指导	44.0	47.9
产后护理指导	42.9	41.9
母乳喂养指导	36.4	29.0
心理保健指导	16.0	19.8
计划生育指导	6.6	5.8

　　从分娩方式来看，顺产和剖宫产的被调查女性对产后康复指导需求的重视程度基本一致，最需要的3项指导分别为"产后康复运动指导""饮食营养搭配指导"和"产后护理指导"。顺产的被调查女性更需要"母乳喂养指导"（33.7%）、"心理保健指导"（20.2%）和"计划生育指导"（7.2%）；剖宫产的被调查女性更需要"产后康复运动指导"（66.2%）、"饮食营养搭配指导"（46.1%）和"产后护理指导"（43.1%）（见表18）。

表18　不同分娩方式的被调查女性产后康复指导需求比较

单位：%

需求	顺产	剖宫产
产后康复运动指导	65.8	66.2
饮食营养搭配指导	45.5	46.1

需　求	顺　产	剖宫产
产后护理指导	41.9	43.1
母乳喂养指导	33.7	32.1
心理保健指导	20.2	14.7
计划生育指导	7.2	5.2

从分娩地点来看，在公立或私立医院分娩对被调查女性的产后康复指导需求顺序没有太大影响。在公立医院分娩的被调查女性更需要"饮食营养搭配指导"（45.9%）、"产后护理指导"（43.5%）、"母乳喂养指导"（33.8%）；在私立医院分娩的被调查女性更需要"产后康复运动指导"（66.3%）、"心理保健指导"（19.1%）和"计划生育指导"（6.7%）（见表19）。

表19　不同分娩地点的被调查女性产后康复指导需求比较

单位：%

需　求	公立医院	私立医院
产后康复运动指导	65.9	66.3
饮食营养搭配指导	45.9	44.9
产后护理指导	43.5	31.5
母乳喂养指导	33.8	24.7
心理保健指导	17.6	19.1
计划生育指导	6.2	6.7

2.产后不同阶段对产后康复指导需求不同

交叉分析显示，"产后康复运动指导"是所有被调查女性需求比例最高的。产后42天内、产后6个月内和产后1年以内的被调查女性，第二位的需要均是"产后护理指导"，分别为23.3%、20.3%和22.5%；产后1年以上的被调查女性，第二位的需要是"饮食营养搭配指导"，为24.6%。综合来看，距离分娩时间越近的被调查女性越需要解决身体不适问题和育儿支持问题，随着时间的推移，产后被调查女性在养成健康生活方式方面的指导需求逐渐增多（见表20）。

表20　产后不同阶段被调查女性产后康复指导需求比较

单位：%

需　求	产后42天内	产后6个月内	产后1年内	产后1年以上
产后护理指导	23.3	20.3	22.5	18.4
饮食营养搭配指导	17.4	19.2	19.7	24.6
产后康复运动指导	30.6	34.7	30.8	30.0
心理保健指导	5.6	7.5	8.8	9.4
母乳喂养指导	22.2	16.5	16.2	13.2
计划生育指导	1.0	1.7	2.0	4.4

3. 产后康复服务知晓度高

随着经济发展和生活水平提高，女性对产后健康的重视程度也不断提高，产后康复服务已经走入大多数产后女性的视野。数据显示，94.9%的被调查女性知道至少一种产后康复服务项目，完全不知道的仅5.1%。

产后康复服务知晓度随受教育程度提高而上升。硕士及以上学历的被调查女性产后康复服务知晓度达100.0%；其次是本科学历的，为99.7%；再次是大专学历的，为99.1%；高中/中专学历的，为98.8%；初中学历的，为97.0%（见图45）。

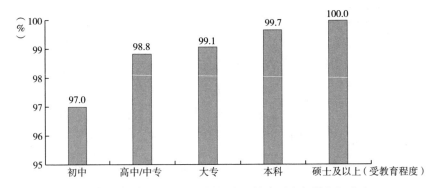

图45　不同受教育程度的被调查女性产后康复服务知晓度

被调查女性的备孕情况对产后康复服务知晓度有影响。计划怀孕的被调查女性产后康复服务知晓度为99.9%，非计划怀孕的被调查女性产后康复服务知晓度为98.6%（见图46）。这表明有计划怀孕的被调查女性，会更全面地了解产后康复服务等与生育相关的信息。

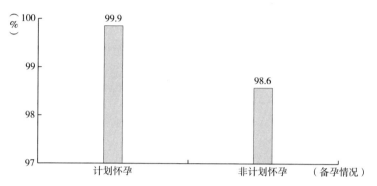

图46 不同备孕情况的被调查女性产后康复服务知晓度比较

从被调查女性的生育情况来看，25岁及以下的，产后康复服务知晓度最高（100.0%），高龄产妇最低（86.4%）；生育一个孩子的，产后康复服务知晓度（95.5%）高于生育两个孩子及以上的（94.2%）；顺产的被调查女性（97.0%）高于剖宫产的（93.2%）；在公立医院分娩的（95.6%）高于在私立医院分娩的（87.6%）（见表21）。

表21 生育情况与被调查女性的产后康复服务知晓度

产后康复服务知晓度		知道	不知道
生育年龄	25岁及以下	100.0	0.0
	26～30岁	97.6	2.4
	31～35岁	98.3	1.7
	36岁及以上	86.4	13.6
孩　次	1个孩子	95.5	4.5
	2个孩子及以上	94.2	5.8
分娩方式	顺产	97.0	3.0
	剖宫产	93.2	6.8

产后康复服务知晓度		知道	不知道
分娩地点	公立	95.6	4.4
	私立	87.6	12.4

主要由自己照顾孩子的被调查女性，对产后康复服务的知晓度更高，为96.6%；孩子由其他人帮助照顾的被调查女性，产后康复服务知晓度略低，为92.4%（见图47）。

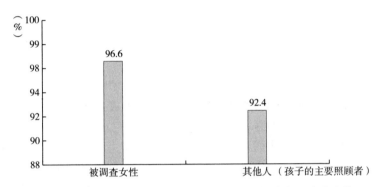

图47　孩子照顾者不同的被调查女性产后康复服务知晓度比较

4. 近五成被调查女性主动获取产后康复服务信息

产后实际感受到的身心不适和产后康复服务业的发展，促使被调查女性主动获取产后康复服务信息，调查结果表明，49.0%的被调查女性经常主动搜索产后康复服务信息。

交叉分析显示，认为生育对健康有"正面影响"的被调查女性，主动搜索产后康复服务信息的比例为42.3%，比认为生育对健康有"负面影响"和"没有影响"的，高了将近10个百分点（见图48）。

缺乏对产后康复服务信息的识别能力以及"被营销"是被调查女性在获取产后康复服务信息过程中困扰的问题。37.6%的被调查女性表示"难以判断产后康复服务信息的科学性和有效性"；26.0%的被调查女性表示"经常被各种产后康复服务信息营销"；20.8%的被调查女性表示"难以分辨产后康复服务信息的真伪"（见图49）。

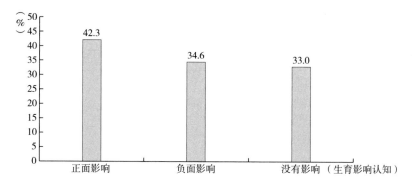

图48 不同生育影响认知的被调查女性获取产后康复信息行为比较

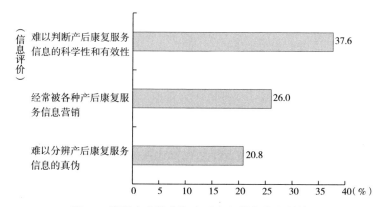

图49 被调查女性获取产后康复服务信息的情况

　　交叉分析显示，在公立医院分娩的被调查女性，选择"经常主动搜索产后康复服务信息"和"难以分辨产后康复服务信息真伪"的比例较高，分别为49.7%和21.1%；在私立医院分娩的被调查女性，选择"难以判断产后康复服务信息的科学性和有效性"和"经常被各种产后康复服务信息营销"的比例较高，分别为44.9%和32.6%（见表22）。在私立医院分娩的女性可能会有更多渠道被动接收到产后康复服务相关的信息，更希望提高对产后康复服务信息的判断识别能力。

表22　不同分娩地点被调查女性获取产后康复服务信息的情况比较

单位：%

获取产后康复服务信息的情况	公立	私立
经常被各种产后康复服务信息营销	25.4	32.6
难以判断产后康复服务信息的科学性和有效性	36.9	44.9
经常主动搜索产后康复服务信息	49.7	41.6
难以分辨产后康复服务信息真伪	21.1	18.0

5. 亲友和社群是产后康复服务项目的主要信息来源

产后康复服务信息以个人来源为主，包括人际推荐和社交网络。来自与被调查女性关系更接近的圈层和社群的信息更容易被信任。最主要的信息来源是被调查女性的"亲朋好友"，为51.1%；其次是"微信妈妈群"，为47.2%；再次是"医院"，为33.3%。其他依次是"公众号"（26.8%）、"网站"（25.9%）、"宣传栏宣传册"（15.4%）、"书籍"（11.1%）等（见表23）。

表23　被调查女性的产后康复服务信息来源

单位：%

信息来源	应答人数百分比
亲朋好友	51.1
微信妈妈群	47.2
医　院	33.3
公众号	26.8
网　站	25.9
宣传栏宣传册	15.4
书　籍	11.1
电　视	9.9
孕妇学校	9.7
杂　志	4.7
电台广播	2.6
报　纸	1.9

6. 盆底肌修复是知晓度和需求度最高的产后康复服务项目

生育对女性的子宫、盆底、乳房、腹壁肌肉等方面都会产生一定的影响，产后康复服务项目的知晓度与生育对女性产后造成的生理影响密切相关，也与市场成熟度有关。

被调查女性中，知晓度最高的产后康复服务项目是"盆底肌修复"，为83.3%；其次是"骨盆修复"，为80.0%；再次是"腹直肌修复"，为71.1%；还有"产后发汗"（67.3%）、"产后乳腺护理"（54.9%）等。

被调查女性对产后康复服务项目的需求度较高，超九成的被调查女性至少需要一种产后康复服务项目。"盆底肌修复"是被调查女性需求度最高的产后康复服务项目，为67.4%；其次是"骨盆修复"，为62.8%；再次是"腹直肌修复"，为55.0%（见表24）。

被调查女性对产后康复服务项目的知晓度和需求度的排序基本一致，但知晓度均高于需求度。"盆底肌修复""骨盆修复"和"腹直肌修复"是目前市场成熟度较高的产后康复服务项目。而"耻骨联合分离修复""产后发汗"和"产后乳腺护理"知晓度较高，但需求度较低。可见被调查女性在获取产后康复服务信息之后，会根据自身的需求做出理性决策。

表24　被调查女性对产后康复服务项目的知晓度和需求度

单位：%

产后康复服务项目	知晓度	需求度
盆底肌修复	83.3	67.4
骨盆修复	80.0	62.8
腹直肌修复	71.1	55.0
产后发汗	67.3	39.5
产后乳腺护理	54.9	37.0
产后减重	37.3	37.0
耻骨联合分离修复	33.8	18.4
产后精补气血	29.5	26.3
产后塑形	27.8	26.6
疼痛调理	23.8	18.7
卵巢按摩	18.7	12.2
以上都不知道	5.1	5.3

7. 超八成被调查女性消费过产后康复服务项目

从产后康复服务项目的实际购买行为来看，84.4%的被调查女性购买过至少一种产后康复服务项目。被调查女性购买最多的产后康复服务项目是"盆底肌修复"，为57.0%；其次是"骨盆修复"，为52.5%；再次是"产后发汗"，为48.5%；还有48.1%购买过"腹直肌修复"服务；38.6%购买过"产后乳腺护理"服务（见图50）。

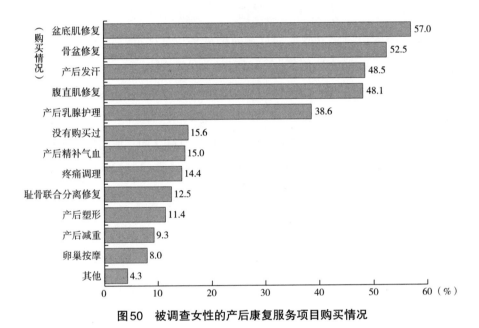

图50 被调查女性的产后康复服务项目购买情况

交叉分析显示，被调查女性产后康复服务项目购买率存在差异。

从职业来看，产后康复服务项目购买率最高的是其他职业的被调查女性，为90.4%；其次是体制内工作人员，为89.2%；再次是全职主妇，为86.0%；体力劳动者购买率最低，为80.0%（见表25）。

表25 不同职业的被调查女性产后康复服务项目购买率比较

单位：%

职　业	买　过	没买过
体制内工作人员	89.2	10.8
企业/公司职员	82.5	17.5

职　业	买　过	没买过
自由职业/个体经营者	80.5	19.5
体力劳动者	80.0	20.0
全职主妇	86.0	14.0
其他	90.4	9.6

从生育影响认知来看，认为生育对健康"没有影响"的被调查女性产后康复服务项目购买率最低，为76.7%；认为生育对健康"有，主要是负面影响"的，购买率（86.2%）略高于认为对健康"有，主要是正面影响"的（85.6%）（见表26）。

表26　不同生育影响认知的被调查女性产后康复服务项目购买率比较

单位：%

生育影响认知	买　过	没买过
有，主要是正面影响	85.6	14.4
有，主要是负面影响	86.2	13.8
没有影响	76.7	23.3

产后康复服务市场仍然存在一定的可提升空间。从知晓—需要—购买的消费决策与实施过程来看，产后康复服务项目的知晓度（98.8%）与需求度（94.7%）之间差别不大，而需求度与购买率（84.4%）之间存在一定差异，说明产后康复服务市场仍然有一定的增长空间（见图51）。

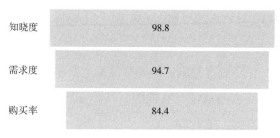

图51　被调查女性的产后康复服务购买决策过程

从备孕情况来看，计划怀孕的被调查女性产后康复服务知晓度、需求度和购买率均高于非计划怀孕的被调查女性（见表27）。可见计划怀孕的被调查女性不仅在寻求产后康复服务信息方面的行为更主动，对产后康复服务的需求度也更高，购买动力也更强劲。

表27 不同备孕情况的被调查女性产后康复服务项目知晓度、需求度和购买率

单位：%

备孕情况	知晓度	需求度	购买率
计划怀孕	99.2	97.0	91.1
非计划怀孕	92.5	93.4	80.6

从生育情况来看，产后康复服务知晓度、需求度和购买率在被调查女性中存在差异。

产后康复服务知晓度、需求度和购买率随生育年龄增加呈现下降的趋势。25岁及以下被调查女性产后康复服务知晓度、需求度和购买率分别为100.0%、100.0%和96.3%；36岁及以上的，分别为86.4%、88.8%和69.9%。

不同孩次的被调查女性产后康复服务知晓度、需求度和购买率差异很小。

顺产的被调查女性产后康复服务知晓度和需求度（97.0%，77.8%）均高于剖宫产的被调查女性（93.2%，74.1%）；剖宫产的被调查女性产后康复服务购买率（88.4%）高于顺产的（81.2%）。

在公立医院分娩的被调查女性产后康复服务知晓度和需求度（95.6%，94.9%）均高于在私立医院分娩的被调查女性（87.6%，92.1%）；在私立医院分娩的被调查女性产后康复服务购买率（86.5%）高于在公立医院分娩的被调查女性（84.2%）。

一般情况下，产后康复服务的知晓度高于需求度。交叉分析结果显示，两个孩子及以上的被调查女性的、在私立医院分娩的被调查女性，需求度均高于知晓度（见表28）。

表28　不同生育状况被调查女性产后康复服务项目的知晓度、需求度和购买率比较

单位：%

生育状况		知晓度	需求度	购买率
生育年龄	25岁及以下	100.0	100.0	96.3
	26～30岁	97.6	96.8	90.6
	31～35岁	98.3	96.6	88.2
	36岁及以上	86.4	88.8	69.9
孩次	1个孩子	95.5	93.7	84.4
	2个孩子及以上	94.2	95.8	84.4
分娩方式	顺　产	97.0	77.8	81.2
	剖宫产	93.2	74.1	88.4
分娩地点	公　立	95.6	94.9	84.2
	私　立	87.6	92.1	86.5

从照顾孩子的情况来看，自己照顾孩子的被调查女性，对产后康复服务的知晓度、需求度和购买率，分别为96.6%、94.8%和87.5%，均高于由其他人帮忙照顾孩子的被调查女性（见表29）。

表29　不同孩子照顾者的被调查女性产后康复服务项目的知晓度、需求度和购买率比较

单位：%

照顾孩子的人	知晓度	需求度	购买率
"我"自己	96.6	94.8	87.5
其他人	92.4	94.6	79.9

8. 当前产后康复服务消费水平与人群特征

经济发展和生活水平不断提高，为女性产后康复服务消费提供了物质基础和支持，同时，健康消费、服务消费观念和女性健康意识不断提升，通过服务性消费获得更好的产后康复管理的理念也日益普及。数据显示，84.4%的被调查女性购买过产后康复服务项目，消费金额在

5000元以上的达60.1%。产后康复服务消费在1万元以上的，为32.2%；其次是5001～10000元的，为27.9%；再次是消费3000元及以下的，为22.3%；消费3001～5000元的，为17.6%（见图52）。

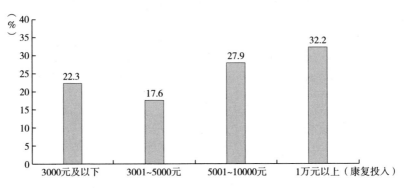

图52　被调查女性的产后康复服务消费水平

从本次生育年龄来看，36岁及以上的被调查女性产后康复服务消费1万元以上的比例最高，为39.0%；消费5001～10000元的，比例最高的是25岁及以下的被调查女性，为34.6%；消费3001～5000元的，比例最高的是26～30岁的被调查女性，为20.1%；消费3000元及以下的，比例最高的是25岁及以下的被调查女性，为28.8%（见表30）。

表30　不同生育年龄被调查女性的产后康复服务消费水平比较

单位：%

本次生育年龄	3000元及以下	3001～5000元	5001～10000元	1万元以上
25岁及以下	28.8	13.5	34.6	23.1
26～30岁	19.8	20.1	28.6	31.5
31～35岁	21.9	17.1	30.8	30.2
36岁及以上	25.0	15.5	20.5	39.0

被调查女性在产后康复服务消费方面存在地域差异。湖北的被调查女性产后康复服务消费最高，消费5000元以上的，为82.2%；其次是江苏，为77.1%。从消费金额看，被调查女性消费1万元以上的，比

例最高的为湖北（60.3%）；消费 5001 ~ 10000 元的，比例最高的是江苏
（44.8%）；消费 3001 ~ 5000 元的，山西省最高（32.0%）；消费 3000 元
及以下的，陕西省最高（52.8%）（见表 31）。

表31　不同地域被调查女性的产后康复服务消费水平比较

单位：%

地　域	3000 元及以下	3001 ~ 5000 元	5001 ~ 10000 元	1 万元以上
安　徽	28.1	10.9	23.4	37.5
河　北	21.3	17.2	21.3	40.2
河　南	22.4	17.4	33.2	27.1
湖　北	11.0	6.8	21.9	60.3
江　苏	6.3	16.7	44.8	32.3
山　西	29.3	32.0	17.3	21.3
陕　西	52.8	24.5	13.2	9.4

从被调查女性的职业与产后康复服务消费水平来看，消费 1 万元
以上的，体制内工作人员的比例最高，为 38.9%；其次是企业/公司职
员，为 38.2%；再次是全职主妇，为 32.6%；自由职业/个体经营者消费
3001 ~ 5000 元的比例最高，为 20.9%；体力劳动者的产后康复服务消费
3000 元及以下的，为 50.0%（见表 32）。

表32　不同职业被调查女性的产后康复服务消费水平比较

单位：%

职业	3000 元及以下	3001 ~ 5000 元	5001 ~ 10000 元	1 万元以上
体制内工作人员	17.8	18.5	24.8	38.9
其　他	36.0	13.3	33.3	17.3
企业/公司职员	21.6	13.7	26.6	38.2
全职主妇	16.3	20.3	30.8	32.6
体力劳动者	50.0	16.7	16.7	16.7
自由职业/个体经营者	23.3	20.9	28.6	27.2

从受教育程度来看，学历越高的被调查女性产后康复服务消费越高。产后康复服务消费3000元及以下的，初中学历的比例最高，为40.0%；消费1万元以上的，比例最高的是硕士及以上学历的被调查女性，为42.9%（见图53）。

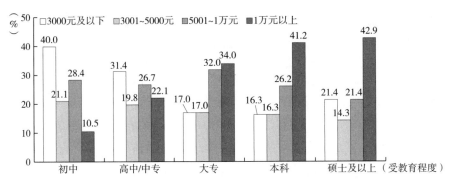

图53　不同学历被调查女性产后康复服务消费水平比较

以下从不同维度分析被调查女性产后康复服务消费的特点。

从备孕情况来看，计划怀孕的被调查女性产后康复消费5000元以上的比例最高，为65.7%，其中消费1万元以上的，为33.3%，消费5001～10000元的，为32.4%。非计划怀孕的被调查女性该比例为56.5%。非计划怀孕的被调查女性消费3000元及以下的，为25.2%，消费3001～5000元的，为18.3%，均高于计划怀孕的女性（见图54）。

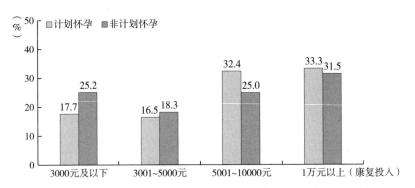

图54　不同备孕情况的被调查女性产后康复服务消费水平比较

从分娩方式来看，顺产的被调查女性产后康复服务消费3001～5000元、5001～10000元、1万元以上的比例分别为18.1%、28.4%、32.3%，均略高于剖宫产被调查女性；消费金额3000元及以下的，顺产的被调查女性为21.3%，低于剖宫产的被调查女性（23.4%）（见图55）。

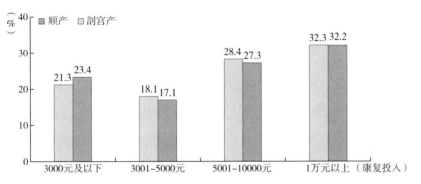

图55 不同分娩方式的被调查女性产后康复服务消费水平比较

从分娩地点来看，在公立医院分娩的被调查女性产后康复服务消费5000元以上的比例，高于在私立医院分娩的被调查女性。在公立医院分娩的被调查女性产后康复服务消费比例最高的为1万元以上的，为33.0%；其次是5001～10000元的，为27.4%；再次是3000元及以下的，为22.2%；消费3001～5000元的，为17.4%，在私立医院分娩的被调查女性产后康复服务消费比例最高的为5001～10000元的，为32.5%；其次是1万元以上的，为24.7%；再次是3000元及以下的，为23.4%；消费3001～5000元的，为19.5%（见图56）。

产后康复服务消费1万元以上，比例最高的是认为生育对健康"有，主要是负面影响"的被调查女性，为37.3%；其次是认为生育对健康"有，主要是正面影响"的被调查女性，为30.8%；再次是认为生育对健康"没有影响"的被调查女性，为17.8%。认为生育对健康"没有影响"的被调查女性消费3000元及以下、3001～5000元、5001～10000元的，分别为32.6%、19.3%、30.4%；认为生育对健康"有，

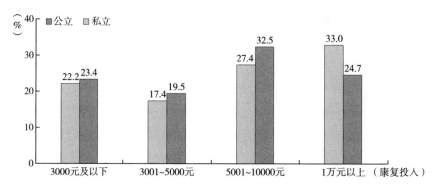

图56 不同分娩地点的被调查女性产后康复服务消费水平比较

主要是正面影响"的，该比例分别为21.1%、17.9%、30.1%，认为生育对健康"有，主要是负面影响"的，分别为20.0%、16.9%、25.8%（见图57）。

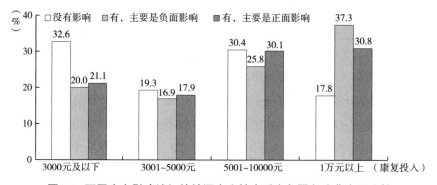

图57 不同生育影响认知的被调查女性产后康复服务消费水平比较

从产后身材期待来看，有更高身材期待的被调查女性产后康复服务消费金额更高。选择"为了健康，必须管理形体"的被调查女性，消费1万元以上的比例最高，达38.3%，其次是5001～10000元的，为26.2%。选择"为了形象好，必须保持身材完美"和"希望身材恢复得像从前一样"的，比例随消费金额增加而上升，3000元及以下的，分别为13.8%和18.0%；消费1万元以上的，分别为33.8%和33.0%。选择"顺其自然，不会为了身材做出特别的努力"和"照顾孩子比较重要，自己无所谓"的，消费在3000元及以下的，分别为60.0%和41.0%；消费1万元以上的，分别为13.3%和16.4%（见表33）。

表33　不同产后身材期待的被调查女性产后康复服务消费水平比较

单位：%

产后对身材的期待	3000元及以下	3001～5000元	5001～10000元	1万元以上
顺其自然，不会为了身材做出特别的努力	60.0	13.3	13.3	13.3
为了健康，必须管理形体	22.8	12.6	26.2	38.3
为了形象好，必须保持身材完美	13.8	23.8	28.5	33.8
希望身材恢复得像从前一样	18.0	18.5	30.5	33.0
照顾孩子比较重要，自己无所谓	41.0	18.0	24.6	16.4

注重健康饮食习惯的女性产后康复服务的消费金额更高。饮食习惯为"荤素搭配、健康饮食"的，消费1万元以上和5001～10000元的，比例均最高，分别为39.3%和28.6%；消费3001～5000元和3000元及以下的，均为16.0%。"随心情，只吃喜欢吃的食物"，消费5001～10000元和1万元以上的，均为28.3%；消费3000元及以下的，为24.1%。"没要求，吃饱就可以"的，消费3000元及以下的比例最高，为28.4%；消费1万元以上的，为28.0%（见图58）。

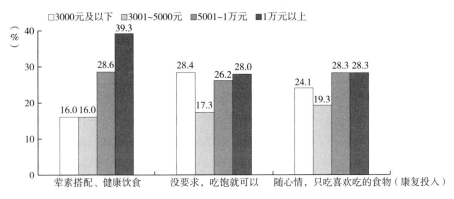

图58　不同饮食习惯的被调查女性产后康复服务消费水平比较

9. 技术专业是选择产后康复服务机构最看重的因素

从对产后康复服务机构的选择来看，被调查女性考虑最多的因素是"技术专业"，为77.4%；其次是"疗效"，为53.4%；再次是"安全"，为47.5%；此外，被调查女性看重的因素还有"费用合理"（23.9%）、"服务"（16.7%）、"品牌"（16.6%）、"个性化订制"（12.1%）等（见图59）。可见专业性、有效性和可靠性等硬性指标是被调查女性在选择产后康复服务机构时最重视的因素，其次是价格、服务、品牌等软性指标。这说明被调查女性对产后康复服务的消费是理性的。

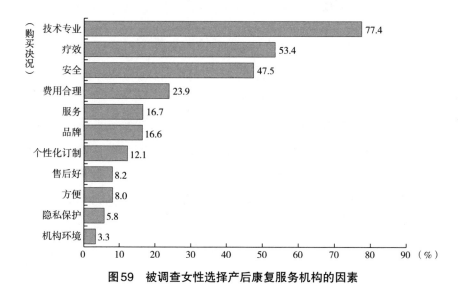

图59 被调查女性选择产后康复服务机构的因素

从地域来看，江苏省、湖北省、河南省、山西省、河北省、安徽省的被调查女性最重视的因素是"技术专业"，分别为93.1%、87.4%、80.5%、80.2%、77.8%和71.2%；陕西省的被调查女性最重视的是"安全"因素，为66.1%，其次是"技术专业"，为50.4%（见表34）。

表34 不同地域被调查女性选择产后康复服务机构的因素比较

单位：%

地域	服务	个性化订制	技术专业	疗效	费用合理	安全	售后好	方便	品牌	隐私保护	机构环境
安徽省	12.3	13.7	71.2	45.2	8.2	52.1	8.2	4.1	28.8	8.2	0.0
河北省	10.8	12.9	77.8	63.9	24.7	44.3	4.6	9.3	17.0	4.6	2.1
河南省	19.8	8.2	80.5	53.8	21.8	47.6	7.4	7.9	16.7	4.0	4.0
湖北省	14.9	13.8	87.4	58.6	23.0	51.7	4.6	5.7	9.2	3.4	2.3
江苏省	25.5	12.7	93.1	60.8	12.7	34.3	6.9	5.9	24.5	5.9	6.9
山西省	14.9	22.8	80.2	55.4	34.7	36.6	5.0	7.9	8.9	5.9	4.0
陕西省	15.0	10.2	50.4	29.9	38.6	66.1	22.0	11.8	13.4	12.6	2.4

从职业来看，所有职业类别的被调查女性最看重的因素均为"技术专业"；全职主妇和体力劳动者其次重视的是"安全"，分别为49.5%和50.0%，再次是"疗效"，分别为46.0%和46.7%；体制内工作人员、其他职业和企业/公司职员其次重视的是"疗效"，分别为64.8%、48.2%和56.2%，再次是"安全"，分别为43.2%、44.6%和48.6%（见表35）。

表35 不同职业被调查女性选择产后康复服务机构的因素比较

单位：%

职业	服务	个性化订制	技术专业	疗效	费用合理	安全	售后好	方便	品牌	隐私保护	机构环境
体制内工作人员	11.9	14.2	80.1	64.8	25.0	43.2	8.5	10.8	14.8	4.0	2.8
企业/公司职员	18.2	14.4	78.1	56.2	25.7	48.6	5.5	6.2	17.8	3.1	3.4
全职主妇	19.0	9.0	79.0	46.0	23.0	49.5	6.0	8.0	14.5	9.0	4.0
体力劳动者	6.7	6.7	70.0	46.7	16.7	50.0	13.3	3.3	10.0	3.3	3.3
其他	20.5	6.0	80.7	48.2	16.9	44.6	12.0	3.6	19.3	4.8	3.6

从本次生育年龄来看，各个年龄段的被调查女性选择"技术专业"的比例都很高，其中25岁及以下的，比例最高，为85.2%。此外，

25岁及以下的，选择"品牌"（24.1%）和服务（22.2%）的比例最高；26～30岁的，选择"疗效"（56.2%）和"费用合理"（25.9%）的比例最高；31～35岁的，选择"方便"（9.0%）的比例最高；36岁及以上的被调查女性选择"个性化订制"（15.0%）、售后好（14.7%）、隐私保护（7.3%）的比例最高（见表36）。

表36　不同生育年龄被调查女性选择产后康复服务机构的因素比较

单位：%

本次生育年龄	服务	个性化订制	技术专业	疗效	费用合理	安全	售后好	方便	品牌	隐私保护	机构环境
25岁及以下	22.2	7.4	85.2	55.6	20.4	35.2	0.0	7.4	24.1	5.6	1.9
26～30岁	16.8	8.8	81.2	56.2	25.9	45.3	6.5	8.2	17.6	4.4	3.5
31～35岁	16.5	13.4	81.5	55.2	21.3	47.1	5.9	9.0	14.6	5.9	3.1
36岁及以上	15.7	15.0	66.4	47.6	25.5	53.1	14.7	6.6	16.4	7.3	3.5

（二）产后身体康复管理与服务需求

在产后身体康复管理方面，调查主要通过女性产后对身体的各种不良感受的自我评估和报告来发现产后身体康复管理的需求与服务重点。从结果来看，一半被调查女性主观评价生育对身体健康有负面影响。被调查女性产后普遍存在身体不适，自我报告存在两种以上身体不适反应，但寻求医疗干预的比例不高。这说明多数产后不适的症状和反应，尚未达到危及生命安全的程度，或者目前难以通过医疗干预手段来解决。这种情况表明，产后身体康复管理需求主要是通过非医疗手段降低产后女性的身体不适感，提高生命和生活质量。

在产后身体康复管理中，形体健康管理需求普遍存在。通过对被调查女性形体健康的自我评价、客观测量以及形体健康管理理念的下钻探查发现，被调查女性群体具备积极、成熟的形体健康管理理念，表明女性产后对形体健康的期待并非受舆论诟病的"病态美"，更多出于健康考虑和自身感受。然而，从对形体健康的自我评价和客观测量结果的比较来看，自我评价和客观测量结果存在一定偏差。产后女性群体需要得到科学有效的形体健康管理服务和科学的形体健康管理知识。

1. 一半被调查女性自我评价生育对身体健康有负面影响

以主观感受评估生育对身体健康的影响，83.0%的被调查女性认为生育对自己的身体健康有影响。其中，51.6%的被调查女性认为生育对身体健康有负面影响；31.4%的被调查者认为生育对身体健康有正面影响。还有17.0%的被调查者认为生育对健康"没有影响"（见图60）。

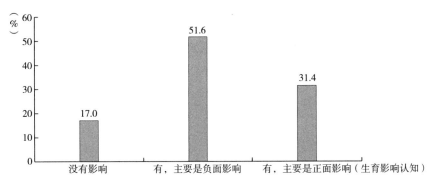

图60　被调查女性对生育影响的认知

2. 三成被调查女性产后寻求医疗干预

从寻求医疗干预的情况来看，32.5%的被调查女性报告产后曾因自身健康问题或疾病"去过"医院咨询或就诊过，67.5%的人表示"没去过"（见图61）。

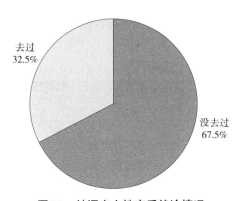

图61　被调查女性产后就诊情况

比较产后就诊情况与产后主观评价感受,被调查女性中产后就诊率(32.5%)远低于自我评价生育给身体健康带来负面影响的人群比例(51.6%)。进一步分析表明,主观感受生育对身体健康"没有影响"的被调查女性产后就诊率较低,仅为17.6%;而主观感受生育对自身健康有影响的人,无论其感受是正面还是负面的,产后就诊率均超过1/3(见图62)。

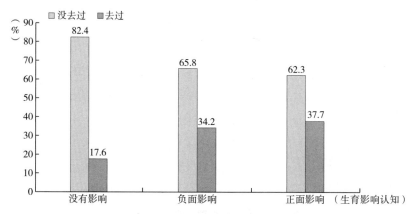

图62 被调查女性产后就诊情况与主观评价感受

从生育年龄来看,处于最佳生育区间的被调查女性就诊率最高,为34.7%;分孩次看,一个孩子的被调查女性就诊率(33.2%)略高于两个孩子及以上的被调查女性(31.7%);顺产的就诊率(33.7%)高于剖宫产的(31.0%);在私立医院分娩的(32.6%)与在公立医院分娩的(32.5%)基本持平;在业的被调查女性(32.8%)高于不在业的(29.7%)(见表37)。

表37 不同生育和就业情况被调查女性就诊情况比较

单位:%

生育和就业情况	生育年龄	没去过	去 过
本次生育年龄	25岁及以下	74.1	25.9
	26~30岁	65.3	34.7
	31~35岁	66.9	33.1

生育和就业情况	生育年龄	没去过	去　过
本次生育年龄	36岁及以上	69.6	30.4
孩　　次	1个	66.8	33.2
	2个及以上	68.3	31.7
分娩方式	剖宫产	69.0	31.0
	顺　产	66.3	33.7
分娩地点	公　立	67.5	32.5
	私　立	67.4	32.6
就业状况	在　业	67.2	32.8
	不在业	70.3	29.7

3. 近半数被调查女性排除病史和过敏体质

数据显示，48.9%的被调查女性自述没有病史和过敏体质。被调查女性自述病史中，最多的是"乳腺增生"，为21.3%；其次是"便秘"，为19.2%；再次是"过敏"，为11.4%；此外还有"疤痕划痕体质"（7.7%）、"子宫肌瘤"（3.8%）、"脂肪肝"（3.5%）等（见表38）。

表38　被调查女性自述病史或过敏体质情况

疾　病	应答人数百分比
乳腺增生	21.3
便　秘	19.2
过　敏	11.4
疤痕划痕体质	7.7
子宫肌瘤	3.8
脂肪肝	3.5
高血压	2.1
甲　减	1.5
胃溃疡	1.4
多囊卵巢综合征	1.0
甲　亢	0.9
高脂血症	0.8

疾　病	应答人数百分比
癌　症	0.1
2型糖尿病	0.1
高尿酸及痛风	0.1
以上全无	48.9

4. 普遍存在产后身体不适

　　全部被调查女性平均每人报告两种以上产后身体不适的情况。"难以恢复怀孕前的身材"的比例最高，为47.4%；其次是"妊娠纹"，为43.7%；再次是"各类疼痛"（会阴部疼痛/腰痛/背痛/腹痛/阴道痛/耻骨痛/脚后跟疼/手指关节痛/膝关节痛等），为42.0%；此外还有"脱发"（34.1%）、"乳房问题，如乳房肿胀、感染和管道堵塞"（29.0%）、"痔疮、便秘、肛裂"（25.2%）、"阴道分泌物"（12.3%）、"分娩后出血过多"（3.6%）、"产后感染"（包括子宫、膀胱或肾脏感染）（3.5%）、"大小便失禁"（3.1%）等（见图63）。

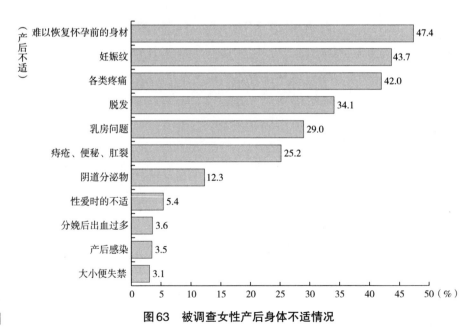

图63　被调查女性产后身体不适情况

从生育影响认知来看，认为生育对健康主要有正面影响的被调查女性出现最多的产后身体不适状况是"难以恢复怀孕前的身材"，为44.2%；其次是"妊娠纹"，为41.4%；再次是"各类疼痛"，为38.7%；其他不适还有"乳房问题，如乳房肿胀、感染和管道堵塞"（29.4%）、"脱发"（27.6%）、"痔疮、便秘、肛裂"（27.3%）等。认为生育对健康主要有负面影响的被调查女性报告最多的是"难以恢复怀孕前的身材"，为54.8%；其次是"各类疼痛"，为49.3%；再次是"妊娠纹"，为46.7%；还有"脱发"（41.3%）、"乳房问题，如乳房肿胀、感染和管道堵塞"（32.7%）、"痔疮、便秘、肛裂"（25.2%）等。认为生育对健康没有影响的被调查女性报告最多的是"妊娠纹"，为38.6%；其次是"难以恢复怀孕前的身材"，为31.3%；再次是"各类疼痛"，为26.1%；还有"脱发"（24.4%）、"痔疮、便秘、肛裂"（21.0%）等（见表39）。

表39 不同生育影响认知的被调查女性产后身体不适情况比较

单位：%

产后身体不适情况	有，主要是正面影响	有，主要是负面影响	没有影响
产后感染（包括子宫、膀胱或肾脏感染）	3.1	4.5	1.1
分娩后出血过多	3.1	4.5	1.7
难以恢复怀孕前的身材	44.2	54.8	31.3
大小便失禁	1.8	4.5	1.1
妊娠纹	41.4	46.7	38.6
乳房问题	29.4	32.7	17.0
各类疼痛（会阴部疼痛/腰痛/背痛/腹痛/阴道痛/耻骨痛/脚后跟疼/手指关节痛/膝关节痛等）	38.7	49.3	26.1
脱发	27.6	41.3	24.4
性爱时的不适	4.9	6.7	2.3
阴道分泌物	12.3	15.0	4.5
痔疮、便秘、肛裂	27.3	25.2	21.0

交叉分析显示，不同生育情况的被调查女性在身体不适状况方面存在差异。

从生育年龄来看，25岁及以下的被调查女性出现"妊娠纹"（64.8%）、"难以恢复怀孕前的身材"（51.9%）、"脱发"（37.0%）、"痔疮、便秘、肛裂"（33.3%）、"阴道分泌物"（22.2%）的比例最高；26～30岁的被调查女性，"各类疼痛（会阴部疼痛/腰痛/背痛/腹痛/阴道痛/耻骨痛/脚后跟疼/手指关节痛/膝关节痛等）"（46.8%）的比例最高；31～35岁的被调查女性，"乳房问题，如乳房肿胀、感染和管道堵塞"（31.7%）、"产后感染（包括子宫、膀胱或肾脏感染）"（4.2%）的比例最高；36岁及以上的被调查女性产后不适的比例均较低，只有"大小便失禁"的比例最高（4.2%）（见表40）。

表40　不同生育年龄被调查女性产后身体不适情况比较

单位：%

产后身体不适情况	25岁及以下	26～30岁	31～35岁	36岁及以上
难以恢复怀孕前的身材	51.9	49.7	49.3	41.6
妊娠纹	64.8	48.8	36.7	42.3
各类疼痛（会阴部疼痛/腰痛/背痛/腹痛/阴道痛/耻骨痛/脚后跟疼/手指关节痛/膝关节痛等）	42.6	46.8	45.4	32.2
脱发	37.0	33.8	35.3	32.5
乳房问题，如乳房肿胀、感染和管道堵塞	25.9	29.1	31.7	26.2
痔疮、便秘、肛裂	33.3	22.9	23.5	28.3
阴道分泌物	22.2	11.8	14.8	8.0
性爱时的不适	7.4	5.9	5.6	4.2
产后感染（包括子宫，膀胱或肾脏感染）	0.0	2.9	4.2	3.8
分娩后出血过多	5.6	2.9	3.6	3.8
大小便失禁	3.7	2.1	3.1	4.2

从孩次来看，生育一个孩子的被调查女性看重"妊娠纹"的比例最高，为44.0%；其次是"难以恢复怀孕前的身材"，为43.6%；再次是"各类疼痛"，为40.2%。生育两个孩子及以上的被调查女性，比例最高的是"难以恢复怀孕前的身材"，为51.9%；其次是"各类疼痛"，为44.2%，再次是"妊娠纹"，为43.3%。生育一个孩子和两个孩子及以上的被调查女性在其他身体不适上的报告排序基本一致（见表41）。

表41　不同孩次被调查女性产后身体不适情况比较

单位：%

产后身体不适情况	一　孩	二孩及以上
妊娠纹	44.0	43.3
难以恢复怀孕前的身材	43.6	51.9
各类疼痛（会阴部疼痛/腰痛/背痛/腹痛/阴道痛/耻骨痛/脚后跟疼/手指关节痛/膝关节痛等）	40.2	44.2
脱发	32.1	36.5
乳房问题，如乳房肿胀、感染和管道堵塞	31.4	26.3
痔疮、便秘、肛裂	24.8	25.6
阴道分泌物	11.3	13.5
性爱时的不适	5.4	5.4
分娩后出血过多	3.8	3.3
产后感染（包括子宫、膀胱或肾脏感染）	3.6	3.3
大小便失禁	3.4	2.7

从分娩方式来看，顺产和剖宫产的被调查女性对产后身体不适情况的排序基本一致。顺产和剖宫产的被调查女性报告最多的都是"难以恢复怀孕前的身材"，分别为46.1%和49.1%；顺产的被调查女性第二位、第三位的选择是"各类疼痛"和"妊娠纹"，分别为42.4%和42.2%；剖宫产被调查女性第二位、第三位的选择是"妊娠纹"和"各类疼痛"，分别为45.5%和41.6%；顺产和剖宫产的被调查女性第四位的选择都是"脱发"（33.9%和34.5%）、第五位的选择均为"乳房问题，如乳房肿胀、感染和管道堵塞"（29.5%和28.4%）（见表42）。

表42　不同分娩方式被调查女性产后身体不适情况比较

单位：%

产后身体不适情况	顺　产	剖宫产
难以恢复怀孕前的身材	46.1	49.1
各类疼痛（会阴部疼痛/腰痛/背痛/腹痛/阴道痛/耻骨痛/脚后跟疼/手指关节痛/膝关节痛等）	42.4	41.6
妊娠纹	42.2	45.5
脱发	33.9	34.5
乳房问题，如乳房肿胀、感染和管道堵塞	29.5	28.4
痔疮、便秘、肛裂	28.3	21.3
阴道分泌物	13.1	11.4
性爱时的不适	5.2	5.6
大小便失禁	3.8	2.2
分娩后出血过多	3.7	3.4
产后感染（包括子宫、膀胱或肾脏感染）	3.3	3.7

　　从分娩地点来看，在公立医院分娩的被调查女性选择"难以恢复怀孕前的身材"的比例最高，为47.6%；其次是"妊娠纹"，为42.8%。在私立医院分娩的被调查女性选择比例最高是"妊娠纹"，为52.8%；其次是"难以恢复怀孕前的身材"，为46.1%。在公立和私立医院分娩的被调查女性报告"各类疼痛"的，分别为42.0%和42.7%；报告"脱发"的，分别为33.8%和38.2%；报告"乳房问题，如乳房肿胀、感染和管道堵塞"的，分别为28.9%和30.3%（见表43）。

表43　不同分娩地点被调查女性产后身体不适情况

单位：%

产后身体不适情况	公　立	私　立
难以恢复怀孕前的身材	47.6	46.1
妊娠纹	42.8	52.8
各类疼痛（会阴部疼痛/腰痛/背痛/腹痛/阴道痛/耻骨痛/脚后跟疼/手指关节痛/膝关节痛等）	42.0	42.7
脱发	33.8	38.2
乳房问题，如乳房肿胀、感染和管道堵塞	28.9	30.3

产后身体不适情况	公 立	私 立
痔疮、便秘、肛裂	25.7	19.1
阴道分泌物	11.9	16.9
性爱时的不适	5.6	3.4
分娩后出血过多	3.7	2.2
产后感染（包括子宫、膀胱或肾脏感染）	3.5	3.4
大小便失禁	3.1	3.4

5. 形体健康管理是产后身体康复管理的普遍诉求

为适应孕育过程，女性在孕产期生理发生剧烈变化，女性能够明显感受到自身生理机能、形体方面的变化。产后阶段，为了满足母婴营养特别是婴儿的生长发育要求，女性往往会摄入过多的营养，也让控制饮食保持身材变得不那么容易；同时，腹部肌肉和皮肤在怀孕期间充分伸展，腹腔脏器也受到子宫的挤压，分娩虽然会让体重迅速下降5千克左右，但子宫的收缩仍然需要一段时间，腹部肌肉也需要通过锻炼逐渐恢复。生育带来的生理改变会随着时间推移逐步恢复至孕前水平，但受个体差异和形体健康管理水平的影响，产后形体恢复的程度和速度存在较大差异。

在产后身体康复管理需求中，形体健康管理成为一个突出问题。数据显示，47.4%的被调查女性将"难以恢复怀孕前的身材"列为产后感觉身体不适症状，超五成的被调查女性认为生育是造成形体不佳的重要原因之一，产后形体康复成为产后女性身体康复管理的热点问题。

数据显示，仅11.9%的被调查女性认为自己"形体均匀"。对自己身体"部分部位不满意"的，为46.0%；认为自己"超重"的，为21.2%；认为"体态不理想"的，为18.2%；认为自己"过于瘦"的，为2.7%（见图64）。

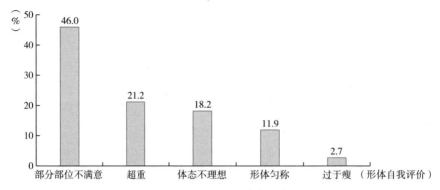

图64 被调查女性的形体自我评价

被调查女性最关注自己的腰围、腹围、大腿围等。形体健康的评估不是单一标准，运动科学中的形体健康标准已经从单纯地关注体重，转向对身体质量指数、腰臀比、体脂率、内脂率、体水分、蛋白质等体成分指标的综合评估，这些指标对身体健康的影响程度更高。

被调查女性对某些身体部位的关注，在直观经验中呈现了形体健康标准的转变。从被调查女性对身体不同部位的关注比例来看，关注人数最多的是腰围，为60.0%；其次是腹围，为54.3%；再次是大腿围，为45.0%；还关注"臀围"（42.1%）、"胸围"（32.3%）、"手臂围"（28.6%）等（见图65）。

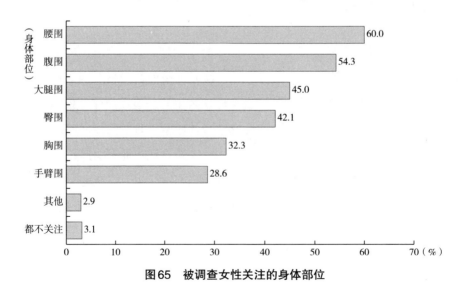

图65 被调查女性关注的身体部位

数据显示，被调查女性中有16.7%认为自己没有不良体态。对不良体态，被调查女性选择最多的是"驼背"，为44.7%；其次是"颈椎前倾侧倾"，为31.5%；再次是"圆肩"，为27.8%；此外还有"高低肩"（20.7%）、"骨盆前倾"（17.8%）、"脊柱弯曲"（13.9%）、"长短腿"（6.1%）等（见图66）。

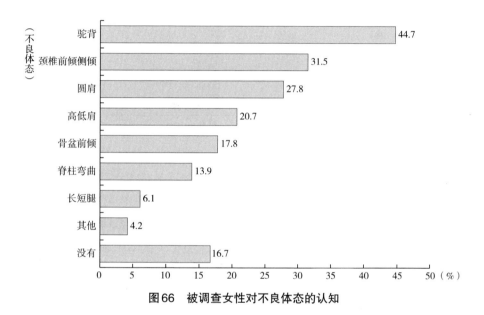

图66　被调查女性对不良体态的认知

6. 三成以上被调查女性身体质量指数（BMI）异常

控制正常体重在现代社会已经成为普遍的公共健康问题。体重过低或过高都会对健康产生明显的影响。"中国公民健康素养"中将保持正常体重作为健康生活方式的标准之一，对全体国民提出"保持正常体重，避免超重与肥胖"的倡议。身体质量指数（BMI）通常用于对体重异常的判断和分级，其计算方式为按公斤计算的体重除以按米计算的身高的平方（kg/m^2），按照世界卫生组织标准，成年女性的身体质量指数小于18.5的被认为是体重过低，等于或大于25时为超重，等于或大于30时为肥胖。

被调查女性身体质量指数（BMI）平均值是23.7，最大值是38，最小值是15.5。被调查女性的身体质量指数（BMI）位于正常范围的，为64.1%，35.9%的被调查女性体重异常，其中，4.5%的被调查女性"体重过低"；"超重"的，为26.4%；"肥胖"的，为4.9%（见图67）。

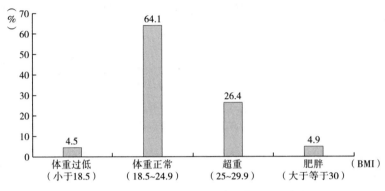

图67　被调查女性的身体质量指数（BMI）

7. 近四成被调查女性形体健康管理状况有待改善

形体健康指数（Body Health Index，简称BHI）是兰超形体健康管理科技研究院在运动学、营养学、医学、人类学、美学等领域的专家指导下，研发的一项能够科学反映女性形体健康管理状况的指数。指数架构整合了三维人体扫描数据及体脂率、内脂率、体水分、蛋白质、无机盐等人体成分测量数据和基础代谢水平等维度，可以更精确地从健康风险及审美角度科学、客观地评价女性的形体健康管理状况。以100分为最高分值。

数据显示，被调查女性形体健康指数（BHI）平均值为72分，最大值87分，最小值50分，中位数为74分。形体健康指数（BHI）分值位于70～79分的最多，为40.6%；其次是60～69分的，为24.9%；再次是80～89分的，为24.0%；60分以下的最低，为10.5%（见图68）。以均值为界限，六成以上被调查女性的形体健康指数（BHI）高于均值，四成女性形体健康指数（BHI）处于不太理想的水平，被调查女性的形体健康管理状况仍有待改善。

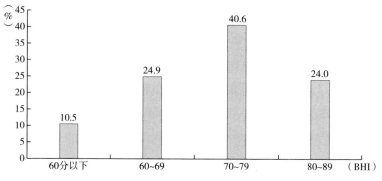

图68　被调查女性的形体健康指数（BHI）

8. 积极成熟的形体健康认知水平

产后女性认同的形体健康理念是什么？调查通过自制量表了解被调查女性的形体健康认知水平，主要从美与健康、身材与自信、形体健康有不同标准、瘦不等于美、形体健康需要综合管理5个维度进行测量。

调查结果表明，被调查女性的形体健康认知水平是积极的、成熟的，她们所追求的形体健康并不是舆论中批评的那种以牺牲健康为代价的"病态美"。对数据进行归一化处理后，被调查女性对5个方面的认同程度排序如下："要美，更要健康的美，美的健康"（0.732），"好身材会使女人更自信"（0.726），"不同的年龄应该有不同的身材标准，女性需要持续的形体健康管理"（0.675），"形体健康管理需要结合美体用品、营养运动、心理健康等综合因素"（0.643），"瘦不等于形体美"（0.614）。具体情况如下。

对于美与健康。被调查女性赞同"要美，更要健康的美，美的健康"的比例最高。选择"非常赞同"的，为54.5%，"赞同"的，为41.8%，"赞同"和"非常赞同"的，合计为96.3%，可见尽管美有多种形式，但健康的美才是被调查女性共同的追求。

对于身材与自信。被调查女性普遍认同"好身材会使女人更自信"，"非常赞同"的，为53.6%，"赞同"的，为42.3%，"赞同"和"非常赞同"的，合计为95.9%。从侧面反映了女性对产后身材恢复的诉求也是希望增强对生活变化的掌控感的一种表现。

对于形体健康标准。被调查女性普遍认同"不同的年龄应该有不同的身材标准，女性需要持续的形体健康管理"，"非常赞同"和"赞同"的，分别为45.2%和48.8%，合计为94.0%。说明被调查女性普遍能够接受年龄增长带来的身材变化，同时也普遍认同形体健康管理应当是持之以恒的。

对于瘦不等于美。被调查女性没有陷入"一味求瘦"的健康误区，对于"瘦不等于形体美"，选择"非常赞同"和"赞同"的，分别为38.8%和52.4%，合计为91.2%。

形体健康需要综合管理。对于"形体健康管理需要结合美体用品、营养运动、心理健康等综合因素"，被调查女性"非常赞同"的，为42.4%，"赞同"的，为48.4%，合计为90.8%。正如世卫组织对健康的定义是全方位的，被调查女性普遍认识到形体健康需要综合考虑多方面的因素（见表44）。

表44 被调查女性对形体健康观点的态度

单位：%

观 点	非常不赞同	不赞同	没意见	赞同	非常赞同
瘦不等于形体美	2.1	2.9	3.9	52.4	38.8
好身材会使女人更自信	2.1	0.2	1.7	42.3	53.6
要美，更要健康的美，美的健康	2.1	0.1	1.5	41.8	54.5
形体健康管理需要结合美体用品、营养运动、心理健康等综合因素	2.0	0.7	6.5	48.4	42.4
不同的年龄应该有不同的身材标准，女性需要持续的形体健康管理	1.9	0.4	3.7	48.8	45.2

9. 期待科学有效的产后形体康复管理服务

超五成的被调查女性认为生育是造成形体不佳的原因。被调查女性期待比例最高的是"希望身材恢复得像从前一样"，为47.9%；其次是"为了健康，必须管理形体"，为24.2%；再次是"为了形象好，必须保持身材完美"，为15.0%；认为"照顾孩子比较重要，自己无所谓"的，为6.7%；"顺其自然，不会为了身材做出特别的努力"的，为6.2%（见图69）。可见女性对产后形体健康的期待相对合理，在重视自身健康同时兼顾形象美。部分女性将孩子的需要放在了自己的身材管理之前，将孩子的需要放在首位以符合母亲角色期待的被调查女性不足一成，说明"我的身体我做主"的自我认同正在成为大部分产后女性的诉求。

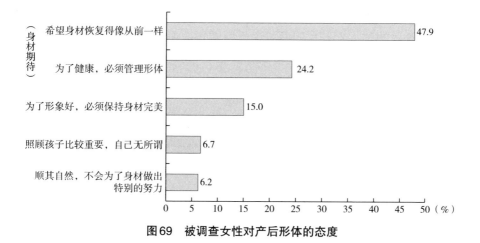

图69　被调查女性对产后形体的态度

从本次生育年龄与产后身材期待的交叉分析来看，25岁及以下的被调查女性选择"希望身材恢复得像从前一样"和"为了形象好，必须保持身材完美"的比例最高，分别为57.4%和24.1%；26~30岁、31~35岁的被调查女性选择"希望身材恢复得像从前一样"的比例分别为51.8%和49.0%；36岁及以上的选择"为了健康，必须管理形体""顺其自然，不会为了身材做出特别的努力"和"照顾孩子比较重要，自己无所谓"的比例最高，分别为31.1%、8.0%和7.3%（见表45）。

表45 不同生育年龄被调查女性对产后形体态度的比较

单位：%

产后对身材的期待	25岁及以下	26~30岁	31~35岁	36岁及以上
顺其自然，不会为了身材做出特别的努力	3.7	5.3	5.9	8.0
为了健康，必须管理形体	13.0	18.8	25.5	31.1
为了形象好，必须保持身材完美	24.1	17.4	12.9	13.3
希望身材恢复得像从前一样	57.4	51.8	49.0	40.2
照顾孩子比较重要，自己无所谓	1.9	6.8	6.7	7.3

　　超九成被调查女性认同产后形体健康管理需要结合美体用品、营养运动、心理健康等综合因素。数据显示，被调查女性在形体健康管理方面认为最重要的是"养成良好的自我管理习惯"，为54.1%；其次是"数字化科学的有效方案"，为25.3%；再次是"获得形体健康管理的知识"，为9.5%；选择"定期数字化评估的专业指导"的，为6.7%（见图70）。

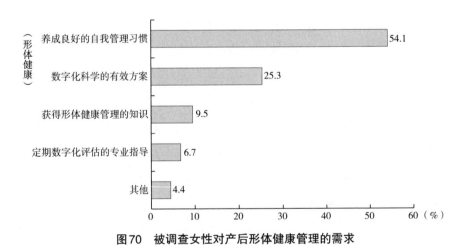

图70 被调查女性对产后形体健康管理的需求

　　从本次生育年龄与形体健康管理需求的交叉分析来看，25岁及以下的被调查女性更需要"数字化科学的有效方案"（27.8%）；26~30岁的被调查女性更需要"定期数字化评估的专业指导"（7.4%）和"养成良好的自我管理习惯"（56.8%）；36岁及以上的被调查女性更希望"获得形体健康管理的知识"（13.3%）；31～35岁的被调查女性选择"养成良好的自我管理习惯"（56.0%）和"数字化科学的有效方案"（27.7%）的比例相对较高（见表46）。

表46　不同生育年龄被调查女性对产后形体健康管理需求的比较

单位：%

产后形体健康管理需求	25岁及以下	26～30岁	31～35岁	36岁及以上
定期数字化评估的专业指导	5.6	7.4	6.2	6.6
获得形体健康管理的知识	11.1	8.5	7.3	13.3
其　他	7.4	4.4	2.8	5.9
数字化科学的有效方案	27.8	22.9	27.7	24.5
养成良好的自我管理习惯	48.1	56.8	56.0	49.7

从被调查女性了解到产后形体健康管理信息的渠道看，熟人推荐和互联网是偏好最高的渠道。可见与产后康复服务管理类似，被调查女性更倾向于通过关系更近的圈层去了解相关信息，同时互联网作为现代社会的重要信息传播渠道，已经成为被调查女性了解产后康复管理服务信息的主要方式。数据显示，被调查女性产后形体健康管理信息来源最主要是"熟人介绍"，为61.0%；其次是"互联网"，为46.6%；再次是"电视"，为10.4%；其他渠道还有杂志、户外广告、社区宣传、电台广播、报纸、车厢广告等（见图71）。

（三）产后心理康复管理与服务需求

产后心理康复管理近年来逐渐受到社会的重视，人们逐渐意识到产后抑郁、育儿焦虑等情况是一种常见的心理问题，而非个人的脆弱。除了个体差异外，产妇的心理健康状况既受到孕产期激素水平急剧变化的影响，也与她们所获得的社会支持有关。

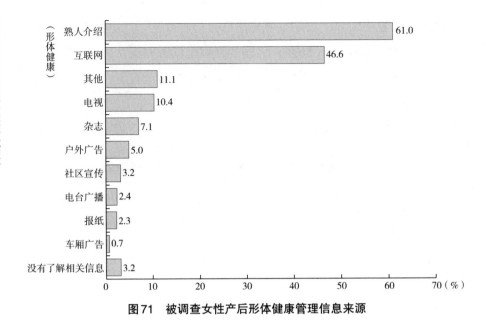

图71　被调查女性产后形体健康管理信息来源

通过爱登堡产后抑郁量表（EPDS）发现本次被调查女性产后抑郁的发生率为7.4%～17.8%。家庭结构和健康生活方式对产后抑郁发生率有较为显著的影响。家庭琐事是引起负面情绪的主要因素。同时也反映出，被调查女性相对缺少对压力和负面情绪的积极应对方法。

1. 产后抑郁发生率约7.4%～17.8%

据文献报告，国外产后抑郁症的发病率为10.0%～15.0%，我国报道产后抑郁症的患病率为5.0%～20.0%[1]。

近年来，随着健康意识和精神健康知识的普及，产后抑郁症越来越多地成为社会和舆论关注的话题，社会公众开始理解和接纳一些产妇的异常表现可能是疾病的原因，而非个人问题。本次调查使用了国内研究较为常见的产后抑郁症的筛查量表——爱登堡产后抑郁量表（EPDS）。

① 施慎逊：《女性精神障碍》，人民卫生出版社，2014，第325～327页。

爱登堡产后抑郁量表（EPDS）是我国医疗保健体系中常用的产后抑郁症筛查量表。该量表于1987年由英国爱登堡大学的Cox等人创制，属于产后女性自评量表，主要用于产后抑郁的筛查、辅助诊断和评估。该量表包含10道测题，分别涉及心境、乐趣、自责、焦虑、恐惧、失眠、应付能力、悲伤、哭泣和自伤，请被调查者依据最近一周的感受进行回答。量表中，每一测题为3分的4级评定，症状出现频度越高，得分越高，量表总分为30分。经检验，该量表的灵敏度、特异度、信度和效度均在0.8以上。1994年，我国开始应用这一量表，并对量表的本地化应用进行测量，发现该量表的灵敏度和特异度分别为0.82和0.98，信度和效度分别为0.6和0.7，适合在我国使用。应用该量表对产后抑郁症的判断有两个界值判断标准：Cox本人推荐12/13作为界值判断标准，而卫生保健人员常把9/10作为界值标准，香港的研究认为9/10界值优于12/13，认为后者会导致较高的假阴性率。[1][2] 本次调查采用 9/10 和 12/13 两个界值标准，分别进行统计和报告，即以产后抑郁量表总分 ≥ 13 分和 ≥ 10 分两种情况，分别评估被调查女性是否发生产后抑郁，并以此为基础开展交叉分析。

数据显示，被调查女性的EPDS最大值为24，最小值为0，均值为5.6，中值为5.0。按EPDS ≥ 13，被调查女性中产后抑郁发生率为7.4%，即被调查女性中有7.4%的人EPDS总分大于或等于13；按EPDS ≥ 10，产后抑郁发生率为17.8%，即有17.8%的被调查女性EPDS总分大于或等于10（见图72）。

---

① 于津：《上海市产后抑郁现况调查》，复旦大学硕士学位论文，2010。
② 马秀华等：《爱丁堡产后抑郁量表在产后抑郁症筛查中的应用》，《中国医刊》，2017年第2期，第52~56+57页。

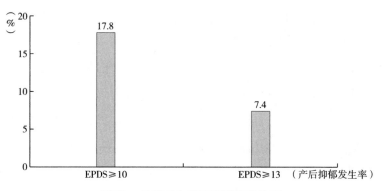

图72 被调查女性产后抑郁发生率

从被调查女性产后所处的阶段来看，按EPDS≥13和EPDS≥10两个标准，产后1年以内的被调查女性产后抑郁发生率最高，分别为10.5%和23.0%；其次是产后6个月以内的，分别为7.8%和18.0%。按EPDS≥13，产后1年以上和42天以内的，分别为6.6%和6.3%；按EPDS≥10，产后42天以内和1年以上，分别为16.7%和16.6%（见图73）。

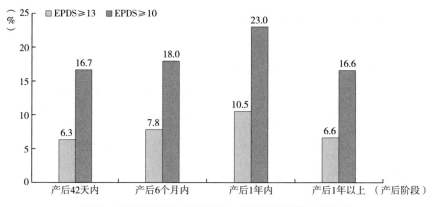

图73 产后不同阶段被调查女性产后抑郁发生率比较

2. 生育状况与产后抑郁发生率

从生育状况来看，不同的生育状况对被调查女性产后抑郁情况有影响。

从备孕情况来看，计划怀孕的被调查女性产后抑郁发生率低于非计划怀孕的。按EPDS≥13和EPDS≥10两个标准，计划怀孕的被调查女性产后抑郁发生率分别为7.5%和16.9%，非计划怀孕的分别为8.3%和18.3%。

从本次生育年龄来看，按EPDS≥13和EPDS≥10两个标准，36岁及以上的被调查女性最低，分别为5.6%和14.7%；25岁及以下的，也处于较低水平（5.6%和14.8%）；26～30岁的最高，分别为9.4%和20.0%。

从孩次来看，分EPDS≥13和EPDS≥10两个标准，一个孩子的被调查女性产后抑郁发生率分别为8.6%和18.9%，高于两个孩子及以上的发生率（6.0%和16.7%）。

从分娩方式和分娩地点看，按EPDS≥13和EPDS≥10两个标准，顺产的被调查女性产后抑郁发生率分别为7.2%和16.4%、低于剖宫产的（7.8%和19.6%）。在公立医院分娩的被调查女性产后抑郁发生率分别为7.6%和18.8%，高于在私立医院分娩的（5.6%和7.9%）（见表47）。

表47 不同生育情况被调查女性产后抑郁发生率比较

单位：%

生育情况		EPDS≥13	EPDS≥10
备孕情况	计划怀孕	7.5	16.9
	非计划怀孕	8.3	18.3
本次生育年龄	25岁及以下	5.6	14.8
	26～30岁	9.4	20.0
	31～35岁	7.3	18.8
	36岁及以上	5.6	14.7
孩次	1个	8.6	18.9
	2个及以上	6.0	16.7
分娩方式	顺产	7.2	16.4
	剖宫产	7.8	19.6
分娩地点	公立	7.6	18.8
	私立	5.6	7.9

被调查女性自述产后出现身体不适情况和产后抑郁发生率的交叉分析显示，自述出现产后抑郁情绪的被调查女性产后抑郁发生率确实处于较高水平，按 EPDS ≥ 13 和 EPDS ≥ 10 两个标准分别为24.3% 和48.6%。即按照EPDS总分30分，大于等于10分的标准判断被调查女性的产后抑郁发生率，近五成自述产后抑郁的被调查女性有发生产后抑郁症的风险。按EPDS ≥ 13，自述"产后感染"的被调查女性，产后抑郁发生率相对较高，为16.7%；按EPDS ≥ 10，自述"分娩后出血过多"的被调查女性产后抑郁发生率相对较高，为37.8%（见表48）。

表48　自述产后抑郁和不适的被调查女性产后抑郁发生率比较

单位：%

产后抑郁与不适	EPDS ≥ 13	EPDS ≥ 10
产后抑郁	24.3	48.6
产后感染（包括子宫、膀胱或肾脏感染）	16.7	22.2
乳房问题，如乳房肿胀、感染和管道堵塞	10.3	23.6
阴道分泌物	10.2	21.1
大小便失禁	9.4	21.9
性爱时的不适	8.9	25.0
痔疮、便秘、肛裂	7.7	20.7
各害疼痛（会阴部疼痛/腰痛/背痛/腹痛/阴道痛/耻骨痛/脚后跟疼/手指关节痛/膝关节痛等）	7.3	17.7
妊娠纹	7.3	17.9
难以恢复怀孕前的身材	7.1	18.3
脱发	6.2	19.2
分娩后出血过多	5.4	37.8

3. 社会支持情况与产后抑郁发生率

从就业和社会评价状况来看，被调查女性中在业女性的产后抑郁发生率高于不在业的。按EPDS≥13和EPDS≥10两个标准，在业的被调查女性产后抑郁发生率，分别为8.3%和18.3%，不在业的被调查女性为6.8%和14.4%（见表49）。

表49　不同就业状况被调查女性产后抑郁发生率比较

单位：%

就业状况	EPDS≥13	EPDS≥10
在　业	8.3	18.3
不在业	6.8	14.4

从家庭支持情况来看，不同的家庭情况，会对被调查女性产后抑郁发生率产生不同的影响。

从被调查女性是否孩子的主要照顾人来看，按EPDS≥13和EPDS≥10两个标准，被调查女性自己照顾孩子的，产后抑郁发生率分别为8.3%和18.3%，高于由其他人照顾孩子的被调查女性（6.8%和14.4%）（见表50）。

表50　不同孩子照顾者的被调查女性产后抑郁发生率比较

单位：%

照顾孩子的人	EPDS≥13	EPDS≥10
"我"自己	8.3	18.3
其他人	6.8	14.4

从家庭结构来看，按EPDS≥13和EPDS≥10两个标准，单亲家庭的被调查女性产后抑郁发生率最高，分别为17.6%和32.4%；其次是核心家庭的被调查女性，分别为6.8%和17.2%；主干家庭的比例最低，分别为6.4%和16.1%（见表51）。

表51　不同家庭结构的被调查女性产后抑郁发生率比较

单位：%

家庭结构	EPDS ≥ 13	EPDS ≥ 10
单亲家庭	17.6	32.4
核心家庭	6.8	17.2
主干家庭	6.4	16.1
其　他	8.7	21.7

从被调查女性面临的困难与不适来看，按EPDS ≥ 13，被调查女性产后抑郁发生的原因前四位是"分娩疼痛"（20.8%）、"产后身体不适"（15.7%）、"乳汁分泌不够"（14.8%）、"丈夫协作不得力"（14.0%）；按EPDS ≥ 10，被调查女性产后抑郁发生的原因前四位是"身体激素分泌紊乱"（33.7%）、"产后身体不适"（32.7%）、"家庭经济状况不好"（31.9%）、"丈夫协作不得力"（30.3%）。可见除身体不适和育儿压力外，社会支持不足特别是丈夫协作不得力是引发产后抑郁症的危险因素（见表52）。

表52　被调查女性产后抑郁发生的原因

单位：%

产后困难与不适	EPDS ≥ 13	EPDS ≥ 10
分娩疼痛	20.8	27.1
产后身体不适	15.7	32.7
乳汁分泌不够	14.8	27.9
丈夫协作不得力	14.0	30.3
身体激素分泌紊乱	12.8	33.7
与祖辈沟通不畅	12.0	27.1
家庭经济状况不好	9.7	31.9
身材走样	8.8	23.1

产后困难与不适	EPDS ≥ 13	EPDS ≥ 10
自己的就业/工作压力	8.0	22.9
睡不成整觉	7.9	23.9
家庭琐事困扰	6.6	19.2
孩子生病	5.6	15.3

4. 健康习惯和认知与产后抑郁发生率

交叉分析还显示,产后抑郁发生率与饮食要求、身体质量指数(BMI)、形体健康指数(BHI)、产后身材期待等有关。

以EPDS ≥ 13作为产后抑郁筛查标准,对饮食方面"没有要求,吃饱就可以"的被调查女性产后抑郁发生率最高(10.6%),其次是"随心情,只吃喜欢吃的食物"(9.8%),再次是"荤素搭配、健康饮食"的被调查女性(2.6%)(见表53)。

表53 不同饮食要求的被调查女性产后抑郁发生率比较

单位:%

饮食要求	EPDS ≥ 13
荤素搭配、健康饮食	2.6
没有要求,吃饱就可以	10.6
随心情,只吃喜欢吃的食物	9.8

从具体的饮食习惯来看,产后抑郁发生率最低的是"荤素搭配、平衡膳食"的被调查女性,为4.1%;其次是"每天吃水果"和"尽量购买有机食品"的,均为4.3%;"按照热量摄入、控制饮食"的被调查女性,为9.4%,是产后抑郁发生率最高的(见表54)。

表54　不同饮食习惯的被调查女性产后抑郁发生率比较

单位：%

饮食习惯	EPDS ≥ 13
荤素搭配、平衡膳食	4.1
每天吃水果	4.3
尽量购买有机食品	4.3
每天喝牛奶/豆浆	4.4
少盐少油	5.3
每天吃早饭	5.6
每周吃三次以上外卖	6.7
什么对新生儿好吃啥，自己无所谓	7.6
不控制饮食，想吃啥吃啥	8.4
素食	9.1
购买营养代餐	9.1
按照热量摄入、控制饮食	9.4
其他	13.3

从形体健康指数（BHI）来看，形体健康指数60～69分的被调查女性产后抑郁发生率最高，为10.1%，其次是80～89分的，再次是70～79分的，60分以下的被调查女性产后抑郁发生率最低，为0.9%。从身体质量指数（BMI）来看，身体质量指数小于18.5的被调查女性产后抑郁发生率最高，为17.0%；其次是指数为18.5～24.9的，为7.7%；再次是指数为25～29.9的，为6.6%（见表55）。

表55　形体健康指数和身体质量指数对被调查女性产后抑郁症的影响（EPDS ≥ 13）

单位：%

因　素	指　数	EPDS ≥ 13
形体健康指数（BHI）	60～69分	10.1
	60分以下	0.9

因素	指数	EPDS ≥ 13
形体健康指数（BHI）	70 ~ 79分	6.7
	80 ~ 89分	8.8
身体质量指数（BMI）	18.5 ~ 24.9	7.7
	25 ~ 29.9	6.6
	大于等于30	0.0
	小于18.5	17.0

以EPDS ≥ 10作为产后抑郁症判断标准，从对产后身材的期待来看，产后抑郁发生率最高的是选择"照顾孩子比较重要，自己无所谓"的被调查女性，为29.0%；其次是选择"为了形象好，必须保持身材完美"的（22.4%）；选择"为了健康，必须管理形体"的被调查女性产后抑郁发生率最低，为15.1%（见表56）。

表56 对产后身材有不同期望的被调查女性产后抑郁发生率比较（EPDS ≥ 10）

单位：%

产后对身的期待	EPDS ≥ 10
顺其自然，不会为了身材做出特别的努力	18.8
为了健康，必须管理形体	15.1
为了形象好，必须保持身材完美	22.4
希望身材恢复得像从前一样	16.1
照顾孩子比较重要，自己无所谓	29.0

综合来看，按抑郁症界值9/10 和 12/13两类标准，被调查女性的产后抑郁发生率均与家庭结构有关，单亲家庭是高风险因素，主干家庭中的产后女性得到的家庭支持更充分。健康的生活方式和形体认知，有助于缓解产后女性的心理压力，健康生活方式更有利于产后女性的心理健康。

5. 出现负面情绪的主要原因：家庭琐事困扰

被调查女性产后出现负面情绪既有个人原因，也有家庭原因，还有一部分是出于育儿压力。

在家庭支持方面，产后出现负面情绪的原因，被调查女性选择最多的是"家庭琐事困扰"，为43.6%；其次是"丈夫协作不得力"，为17.2%；再次是"与祖辈沟通不畅"，为16.0%；有6.9%的被调查女性是为"家庭经济状况不好"而担忧。

从个人角度看，产后出现负面情绪的前三条原因是为"身材走样"担忧（29.6%）、"自己的就业工作压力"（18.1%）和"产后身体不适"（15.3%）。

育儿也给被调查女性带来压力，造成负面情绪最主要的原因是"睡不成整觉"（29.4%），其次是"孩子生病"（20.8%）；再次是"乳汁分泌不够"（5.9%）（见表57）。

表57　被调查女性产生负面情绪的原因

单位：%

产生负面情绪的原因		应答人数百分比
育　儿	乳汁分泌不够	5.9
	孩子生病	20.8
	睡不成整觉	29.4
个　人	分娩疼痛	4.6
	身体激素分泌紊乱	8.3
	产后身体不适	15.3
	自己的就业工作压力	18.1
	身材走样	29.6
家　庭	家庭经济状况不好	6.9
	与祖辈沟通不畅	16.0
	丈夫协作不得力	17.2
	家庭琐事困扰	43.6

交叉分析显示，引起负面情绪的原因与被调查女性的职业、受教育程度、地域、身体质量指数（BMI）、生育影响认知、形体认知、是否初次生育、产后所处阶段、照顾者等因素有关。

产后不同阶段的被调查女性认为引起负面情绪的原因差异较大。数据显示，产后42天内和产后6个月内的被调查女性产生负面情绪的原因，比例最高的是"睡不成整觉"（17.0%和16.3%）；产后1年内和产后1年以上的被调查女性由"家庭琐事困扰"引起负面情绪的比例最高，分别为20.2%和23.0%（见表58）。

表58　产后不同阶段的被调查女性出现负面情绪原因比较

单位：%

产生负面情绪的原因		产后42天内	产后6个月内	产后1年内	产后1年以上
育儿	乳汁分泌不够	6.2	4.0	1.7	1.4
	孩子生病	7.3	9.3	9.8	9.6
	睡不成整觉	17.0	16.3	14.1	10.4
个人	分娩疼痛	6.2	1.7	0.9	1.5
	身体激素分泌紊乱	5.5	3.0	2.3	4.0
	自己的就业/工作压力	2.8	5.3	6.1	11.3
	产后身体不适	12.5	7.2	7.2	5.2
	身材走样	13.8	16.1	14.7	11.3
家庭	家庭经济状况不好	1.4	2.8	3.7	3.4
	与祖辈沟通不畅	5.9	8.7	8.1	6.4
	丈夫协作不得力	3.5	7.4	8.4	8.6
	家庭琐事困扰	11.8	15.2	20.2	23.0

身体质量指数（BMI）不同的被调查女性产生负面情绪的原因也有较大差异。身体质量指数（BMI）大于等于30的被调查女性，最主要的原因是"身材走样"（18.1%），其次是"家庭琐事困扰"（17.2%）；身体质量指数（BMI）小于18.5的，最主要的原因是"家庭琐事困扰"

（21.4%），其次是"家庭经济状况不好"和"自己的就业/工作压力"（均为10.7%）；身体质量指数18.5～24.9和身体质量指数25-29.9的被调查女性首选的原因均为"家庭琐事困扰"，分别为19.3%和19.8%（见表59）。可见身体质量指数（BMI）较大的被调查女性，产后形体健康管理将对她们的心理健康水平产生较大影响。

表59　不同身体质量指数的被调查女性产生负面情绪的原因比较

单位：%

产生负面情绪的原因		身体质量指数小于18.5	身体质量指数18.5～24.9	身体质量指数25～29.9	身体质量指数大于等于30
育儿	乳汁分泌不够	4.9	2.3	2.8	3.4
	孩子生病	9.7	9.6	8.3	11.2
	睡不成整觉	8.7	14.1	11.3	14.7
个人	分娩疼痛	3.9	3.6	4.1	1.7
	身体激素分泌紊乱	2.9	2.2	1.4	3.4
	自己的就业/工作压力	10.7	8.9	6.7	3.4
	产后身体不适	6.8	7.5	5.2	7.8
	身材走样	3.9	12.4	15.6	18.1
家庭	家庭经济状况不好	10.7	7.4	8.3	4.3
	与祖辈沟通不畅	6.8	6.3	9.6	4.3
	丈夫协作不得力	3.9	2.7	3.7	4.3
	家庭琐事困扰	21.4	19.3	19.8	17.2

　　硕士及以上文化程度的被调查女性产生负面情绪的原因，比例最高的是"睡不成整觉"（23.0%），其次是"家庭琐事困扰"（14.0%），并列第三的是"与祖辈沟通不畅"和"自己的就业/工作压力"（均为9.0%）（见表60）。

表60　不同受教育程度的被调查女性产生负面情绪的原因比较

单位：%

产生负面情绪的原因		初中	高中/中专	大专	本科	硕士及以上
育儿	乳汁分泌不够	2.1	1.8	2.4	3.4	3.0
	孩子生病	9.5	9.8	10.0	8.7	6.0
	睡不成整觉	11.2	11.4	12.6	14.0	23.0
个人	产后身体不适	6.0	5.9	6.7	7.7	8.0
	分娩疼痛	1.8	2.2	0.7	3.1	3.0
	身材走样	14.0	14.9	11.4	14.0	8.0
	身体激素分泌紊乱	2.8	5.1	3.4	3.3	4.0
	自己的就业/工作压力	9.5	7.8	7.0	8.5	9.0
家庭	家庭经济状况不好	5.3	5.3	3.0	1.0	3.0
	家庭琐事困扰	18.9	19.0	22.6	17.9	14.0
	与祖辈沟通不畅	6.7	5.9	8.2	6.9	9.0
	丈夫协作不得力	9.5	5.7	8.4	7.8	6.0

产褥期照顾者与被调查女性负面情绪产生的原因相关。在月子中心进行产后护理的被调查女性出现负面情绪的原因主要是"睡不成整觉"（17.2%），其次是"家庭琐事困扰"（14.9%）。由公婆、孩子父亲、父母和月嫂照顾的被调查女性，出现负面情绪的原因比例最高的都是"家庭琐事困扰"，分别为21.3%、15.9%、23.9%和16.6%。第二位的原因，由孩子父亲照料的被调查女性是"睡不成整觉"（15.2%）；由父母、公婆和月嫂照顾的被调查女性是"身材走样"（12.7%、12.9%和16.0%）（见表61）。

表61　产褥期照顾者不同的被调查女性产生负面情绪的原因比较

单位：%

产生负面情绪原因		公婆	孩子父亲	其他人	"我"父母	月嫂	月子中心母婴护理员
育儿	孩子生病	9.0	9.5	6.7	9.5	10.2	8.6
	乳汁分泌不够	2.3	2.8	0.0	0.7	3.2	5.6
	睡不成整觉	12.3	15.2	6.7	10.2	14.0	17.2

产生负面情绪原因		公婆	孩子父亲	其他人	"我"父母	月嫂	月子中心母婴护理员
个人	产后身体不适	5.1	6.4	6.7	6.1	8.5	10.2
	分娩疼痛	1.0	2.8	1.7	1.4	3.0	3.6
	身材走样	12.9	12.0	18.3	12.7	16.0	10.6
	身体激素分泌紊乱	2.7	3.5	6.7	3.6	5.1	3.6
	自己的就业/工作压力	9.7	8.5	13.3	8.9	6.0	4.6
家庭	家庭经济状况不好	4.5	3.5	5.0	3.6	0.9	1.3
	家庭琐事困扰	21.3	15.9	25.0	23.9	16.6	14.9
	与祖辈沟通不畅	8.3	8.8	3.3	6.6	5.3	6.9
	丈夫协作不得力	7.8	7.4	3.3	9.3	7.7	5.9

　　白天孩子由月嫂照顾的被调查女性，出现负面情绪的原因主要是为"身材走样"担忧（14.9%），其次是"家庭琐事困扰"（13.9%），再次是"睡不成整觉"（12.4%）；在月子中心的被调查女性，排序第一的是"睡不成整觉"（18.4%），其次为"产后身体不适"（13.2%），再次是"家庭琐事困扰"（11.8%）（见表62）。

表62　白天照顾孩子者不同的被调查女性产生负面情绪的原因比较

单位：%

产生负面情绪的原因		公婆	孩子父亲	其他人	"我"父母	"我"自己	月嫂	月子中心母婴护理员
育儿	孩子生病	9.9	12.8	5.6	9.2	9.4	6.2	9.9
	乳汁分泌不够	2.2	2.6	0.0	1.5	2.3	5.7	5.3
	睡不成整觉	12.4	15.4	5.6	12.3	13.2	12.4	18.4
个人	产后身体不适	6.0	7.7	0.0	6.2	6.3	8.8	13.2
	分娩疼痛	0.7	2.6	0.0	2.1	1.8	3.6	6.6
	身材走样	13.2	12.8	16.7	13.3	13.3	14.9	9.9
	身体激素分泌紊乱	2.4	2.6	5.6	3.3	4.0	7.2	3.3
	自己的就业/工作压力	11.3	12.8	22.2	8.2	7.0	6.2	2.6
家庭	家庭经济状况不好	4.8	5.1	0.0	3.6	3.0	0.0	0.0

产生负面情绪的原因		公婆	孩子父亲	其他人	"我"父母	"我"自己	月嫂	月子中心母婴护理员
家庭	家庭琐事困扰	19.0	15.4	16.7	21.3	21.4	13.9	11.8
	与祖辈沟通不畅	7.1	2.6	5.6	6.9	7.0	10.8	5.3
	丈夫协作不得力	8.8	5.1	0.0	9.7	7.0	6.7	5.3

孩子晚上由父亲照顾的被调查女性，产生负面情绪的原因首选"身材走样"（15.5%），其次是"睡不成整觉""产后身体不适""自己的就业/工作压力"，均为12.1%；再次是"孩子生病"（10.3%）；由月嫂照顾的被调查女性，比例最高的是"身材走样"（17.3%）；月子中心的被调查女性比例最高的是"睡不成整觉"（19.0%）；由其他人照顾孩子的被调查女性，比例最高的是"身材走样"和"自己的就业/工作压力"，均为21.4%（见表63）。

表63　晚上照顾孩子者不同的被调查女性产生负面情绪的原因比较

单位：%

产生负面情绪的原因		公婆	孩子父亲	其他人	"我"父母	"我"自己	月嫂	月子中心母婴护理员
育儿	孩子生病	10.9	10.3	0.0	8.9	9.4	7.2	9.5
	乳汁分泌不够	3.0	6.9	7.1	3.3	2.1	4.3	5.1
	睡不成整觉	10.9	12.1	7.1	7.3	13.5	10.8	19.0
个人	产后身体不适	5.0	12.1	7.1	8.1	6.0	8.6	13.1
	分娩疼痛	4.0	1.7	0.0	1.6	1.4	5.8	5.8
	身材走样	16.8	15.5	21.4	14.6	12.8	17.3	8.0
	身体激素分泌	4.0	0.0	7.1	3.3	3.4	8.6	3.6
	自己的就业/工作压力	10.9	12.1	21.4	7.3	8.4	4.3	3.6
家庭	家庭经济状况不好	5.0	5.2	0.0	4.9	3.3	0.0	0.0
	家庭琐事困扰	16.8	8.6	14.3	22.8	20.9	13.7	10.9
	与祖辈沟通不畅	5.9	8.6	0.0	5.7	7.1	10.1	7.3
	丈夫协作不得力	6.9	5.2	7.1	9.8	8.0	5.0	5.8

被调查女性自述出现产后抑郁情绪与产生负面情绪原因的交叉分析显示，产后抑郁的被调查女性选择"家庭琐事困扰"（66.2%）、"睡不成整觉"（39.2%）、"身材走样"（35.1%）、"丈夫协作不得力"（31.1%）、"产后身体不适"（28.4%）、"与祖辈沟通不畅"（27.0%）等原因的比例较高（见表64）。

表64　被调查女性产生负面情绪的不同原因与自述产后抑郁情况的比较

单位：%

产生负面情绪的原因	产后抑郁
家庭琐事困扰	66.2
身材走样	35.1
睡不成整觉	39.2
孩子生病	21.6
丈夫协作不得力	31.1
自己的就业/工作压力	24.3
与祖辈沟通不畅	27.0
产后身体不适	28.4
家庭经济状况不好	14.9
身体激素分泌紊乱	21.6
乳汁分泌不够	8.1
分娩疼痛	4.1

6. 应对压力的主要方式：消费和旅游

每个人在生活中都需要面对压力，积极有效的应对方式有利于减轻压力和缓解抑郁情绪。数据显示，被调查女性应对压力的前五种方式是"消费、旅游"（41.9%）、"顺其自然，让它自然调整"（38.7%）、"找朋友倾诉"（37.2%）、"看书听音乐"（26.7%）和"做运动"（20.2%）；"大吃大喝"和"喝酒"排在第六位和第八位（见表65）。这说明需要更充分的健康教育与引导，帮助产后女性更好地缓解压力、维护心理健康。

表65　被调查女性应对压力的方式

单位：%

应对压力的方式	百分比
消费、旅游	41.9
顺其自然，让它自然调整	38.7
找朋友倾诉	37.2
看书、听音乐	26.7
做运动	20.2
大吃大喝	17.9
其　他	5.7
喝　酒	3.2

　　在业和不在业的被调查女性应对压力的方式，选择"顺其自然，让它自然调整"的比例相同，均为38.7%。除此之外，在业的被调查女性应对压力方式比例最高的是"消费、旅游"（43.0%），其次是"找朋友倾诉"（36.5%）；不在业的被调查女性比例最高的是"找朋友倾诉"（43.2%），其次是"消费、旅游"（33.3%）；其他应对压力方式的排序基本一致，在业和不在业的被调查女性第三位的选择都是"看书、听音乐"（27.1%和23.4%），第四位是"做运动"（20.6%和16.2%）；"大吃大喝"与"喝酒"分别位居第五和第七。不在业的被调查女性采用"大吃大喝""喝酒"等不良方式减压的比例相对较低（见表66）。

表66　不同就业状况被调查女性应对压力方式比较

单位：%

应对压力的方式	在　业	不在业
消费、旅游	43.0	33.3
找朋友倾诉	36.5	43.2
看书、听音乐	27.1	23.4
做运动	20.6	16.2
大吃大喝	18.3	15.3

应对压力的方式	在 业	不在业
其 他	5.3	9.0
喝 酒	3.3	1.8
顺其自然，让它自然调整	38.7	38.7

从本次生育年龄来看，25岁及以下的被调查女性选择"找朋友倾诉"的比例最高，为42.6%；26～30岁的被调查女性选择"消费、旅游"（45.0%）、"大吃大喝"（23.2%）和喝酒（5.9%）的比例最高；31～35岁被调查女性选择"顺其自然，让它自然调整"（40.1%）的比例最高；36岁及以上的被调查女性选择"看书、听音乐"（33.2%）和"做运动"（27.3%）的比例最高（见表67）。

表67　不同生育年龄被调查女性应对压力方式比较

单位：%

应对压力的方式	25岁及以下	26～30岁	31～35岁	36岁及以上
消费、旅游	33.3	45.0	40.9	41.3
找朋友倾诉	42.6	41.2	39.5	28.7
顺其自然，让它自然调整	38.9	38.5	40.1	37.1
看书、听音乐	7.4	25.0	26.1	33.2
大吃大喝	18.5	23.2	19.3	9.8
做运动	5.6	17.1	19.6	27.3
喝 酒	3.7	5.9	0.8	2.8
其 他	5.6	5.0	5.9	6.3

从孩次来看，生育一个孩子和两个孩子及以上的被调查女性减压方式比例较高的前三项一致，分别是"消费、旅游"（45.6%和37.7%）、"找朋友倾诉"（38.8%和35.4%）和"看书、听音乐"（28.0%和25.2%）；选择"大吃大喝"和"喝酒"的，一个孩子的被调查女性比例更高（21.0%和3.8%）；两个孩子及以上的被调查女性选择"做运动"和"顺其自然，让它自然调整"的比例更高（20.4%和40.0%）（见表68）。

表68 不同孩次被调查女性应对压力方式比较

单位：%

应对压力的方式	1个孩子	2个孩子及以上
消费、旅游	45.6	37.7
找朋友倾诉	38.8	35.4
看书、听音乐	28.0	25.2
大吃大喝	21.0	14.4
做运动	19.9	20.4
其　他	4.7	6.9
喝　酒	3.8	2.5
顺其自然，让它自然调整	37.5	40.0

（四）产后社会适应状况与服务需求

产后阶段的被调查女性面临社会关系和社会角色的重要调整，需要在母亲、妻子、女儿、员工等多种身份中间取得平衡。因而，社会适应是女性产后康复管理面临的重要问题，需要得到家庭和社会的支持。调查发现，从生活满意度和职业胜任感来看，大部分被调查女性总体上能够较好完成产后社会适应，但也面临不同程度的困难和挑战，在产后阶段得到家庭和社会的支持亟待加强。

1. 八成以上被调查女性生活满意度较高

被调查女性对目前生活状况，感到"非常满意"的，为18.8%；"比较满意"的，为65.1%；"不满意"的，为14.7%；"非常不满意"的，为1.4%。"非常满意"和"比较满意"的合计为83.9%（见图74）。

交叉分析显示，不同就业状况、职业类别、受教育程度的被调查女性在生活满意度上有差别。

从就业状况来看，在业被调查女性对目前生活"非常满意"和"比较满意"的比例（83.9%）略高于不在业者（83.8%）。

从职业类别来看，在被调查女性中，体制内工作人员对目前生活"非常满意"和"比较满意"的合计为87.5%，比例最高；企业/公司职

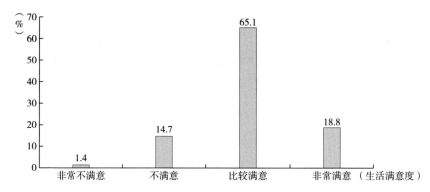

图74　被调查女性的生活满意度

员选择"比较满意"的比例最高，为69.9%；体力劳动者选择"非常不满意"和"不满意"的最高，分别为6.7%和20.0%，但"非常满意"的比例也最高，为26.7%（见表69）。

表69　不同就业、职业情况的被调查女性生活满意度比较

单位：%

就业和职业状况		非常不满意	不满意	比较满意	非常满意
就业情况	不在业	2.7	13.5	65.8	18.0
	在　业	1.3	14.8	65.0	18.9
职　业	体制内工作人员	1.1	11.4	67.6	19.9
	其　他	1.2	13.3	68.7	16.9
	企业/公司职员	1.4	11.6	69.9	17.1
	全职主妇	2.0	17.0	64.5	16.5
	体力劳动者	6.7	20.0	46.7	26.7
	自由职业/个体经营者	0.8	18.4	59.4	21.5

从受教育程度来看，选择"非常满意"的，比例最高的是硕士及以上学历的被调查女性，为30.4%，其次是初中学历的，为22.6%；选择"比较满意"的，比例最高的是本科学历的，为72.0%，其次是大专学历的，为69.4%；选择"不满意"的，比例最高的是高中/中专学

历的，为20.8%，其次是初中学历的，为19.5%；选择"非常不满意"的，比例最高的是初中学历的，为6.8%，其次是大专学历的，为1.8%；本科学历的被调查女性，选择"比较满意"和"非常满意"的合计为90.1%，比例最高（见表70）。

表70　受教育程度不同的被调查女性生活满意度比较

单位：%

受教育程度	非常不满意	不满意	比较满意	非常满意
初　　中	6.8	19.5	51.1	22.6
高中/中专	0.5	20.8	59.7	19.0
大　　专	1.8	13.0	69.4	15.8
本　　科	0.0	9.9	72.0	18.1
硕士及以上	0.0	17.4	52.2	30.4

从生育情况来看，不同生育情况的被调查女性在生活满意度上有所差别。

从备孕情况来看，计划怀孕的被调查女性没有选择"非常不满意"的；选择"非常满意"的，为22.3%。非计划怀孕的被调查女性选择"非常不满意""不满意"和"比较满意"的比例均高于计划怀孕的被调查女性；计划怀孕的被调查女性选择"比较满意"和"非常满意"的合计为86.5%，高于非计划怀孕的被调查女性（82.4%）。

从生育影响认知来看，选择"非常满意"比例最高的是认为生育对健康没有影响和主要是正面影响的，均为23.3%；选择"比较满意"的，比例较高的是认为生育对健康主要是负面影响的，为68.6%；选择"不满意"的，比例较低的是认为生育对健康没有影响的被调查女性，为11.9%；选择"非常不满意"的，比例较高的，是认为生育对健康没有影响的，为2.3%。认为生育对健康没有影响的被调查女性选择"比较满意"和"非常满意"的，合计为85.8%，比例最高（见表71）。

表71　不同备孕情况、生育影响认知被调查女性生活满意度比较

单位：%

备孕情况和生育影响认知		非常不满意	不满意	比较满意	非常满意
备孕情况	计划怀孕	0.0	13.4	64.2	22.3
	非计划怀孕	2.3	15.3	65.6	16.8
生育影响认知	没有影响	2.3	11.9	62.5	23.3
	有，主要是正面影响	0.6	15.3	60.7	23.3
	有，主要是负面影响	1.7	15.1	68.6	14.6

从本次生育年龄来看，被调查女性的生活满意度随年龄增加而升高。数据显示，36岁及以上的被调查女性"比较满意"和"非常满意"的，分别为62.6%和25.5%，合计为88.1%，比例最高；31~35岁的被调查女性"比较满意"和"非常满意"的，合计83.2%；26~30岁的被调查女性"比较满意"和"非常满意"的，合计82.1%；25岁及以下的被调查女性"比较满意"和"非常满意"的，合计77.8%，比例最低。

从孩次来看，两个孩子及以上的被调查女性选择"比较满意"和"非常满意"的，合计为84.8%，高于一个孩子的被调查女性（83.1%）。

从分娩方式看，顺产的被调查女性选择"比较满意"和"非常满意"的，合计为84.8%，高于剖宫产被调查女性（82.8%）。

从分娩地点看，在公立医院分娩的被调查女性选择"非常满意"和"非常不满意"的比例均较高，分别为19.1%和1.5%，高于在私立医院分娩的被调查女性（15.7%和1.1%）。在公立医院分娩的被调查女性选择"比较满意"和"非常满意"的，合计为84.0%，高于在私立医院分娩的被调查女性（83.1%）（见表72）。

表72　不同生育情况被调查女性生活满意度比较

单位：%

生育情况		非常不满意	不满意	比较满意	非常满意
本次生育年龄	25岁及以下	1.9	20.4	63.0	14.8
	26~30岁	1.2	16.8	67.6	14.4

生育情况		非常不满意	不满意	比较满意	非常满意
本次生育年龄	31~35岁	1.4	15.4	65.0	18.2
	36岁及以上	1.7	10.1	62.6	25.5
孩　次	1个	1.8	15.1	66.6	16.5
	2个及以上	1.0	14.2	63.3	21.5
分娩方式	顺产	1.2	14.0	66.5	18.3
	剖宫产	1.7	15.5	63.4	19.4
分娩地点	公立	1.5	14.6	64.9	19.1
	私立	1.1	15.7	67.4	15.7

从被调查女性的社会支持情况来看，不同的家庭状况对被调查女性生活满意度有影响。

从家庭结构来看，选择"非常满意"和"不满意"的，比例最高的都是单亲家庭的被调查女性，分别为22.1%和27.9%；选择"比较满意"的，比例最高的是主干家庭的被调查女性（68.5%），其次是核心家庭的被调查女性（64.9%）。主干家庭的被调查女性选择"比较满意"和"非常满意"的合计为86.2%，比例最高。

从照顾孩子的人来看，由其他人帮助照顾孩子的被调查女性选择"非常满意"和"比较满意"的，合计为85.5%，高于由被调查者自己照顾孩子的比例（81.6%）。

从产褥期照顾者来看，由月子中心母婴护理员照顾孩子的被调查女性选择"比较满意"和"非常满意"的合计为92.2%，位居第一；月嫂照顾的，位居第二（86.8%）；父母照顾的，位居第三（86.4%）（见表73）。

表73   不同社会支持情况与被调查女性的生活满意度

单位：%

家庭结构和照顾者		非常不满意	不满意	比较满意	非常满意
家庭结构	单亲家庭	0.0	27.9	50.0	22.1
	其他情况	6.5	26.1	52.2	15.2
	主干家庭	1.0	12.9	68.5	17.7
	核心家庭	1.6	13.4	64.9	20.0
照顾孩子的人	其他人	0.7	13.8	67.9	17.6
	"我"自己	2.6	15.8	61.0	20.6
产褥期照顾者	公　婆	1.8	18.1	65.4	14.8
	孩子父亲	3.3	17.1	60.2	19.5
	其　他	6.5	25.8	38.7	29.0
	"我"父母	0.5	13.1	63.4	23.0
	月　嫂	1.0	12.2	68.4	18.4
	月子中心母婴护理员	0.0	7.7	72.5	19.7

2. 近九成在职被调查女性职业胜任感较强

对于职业女性而言，产后重返职场时要兼顾育儿与工作。数据显示，89.7%的在业被调查女性表示能够胜任产后工作，10.3%表示难以胜任（n=926）（见图75）。

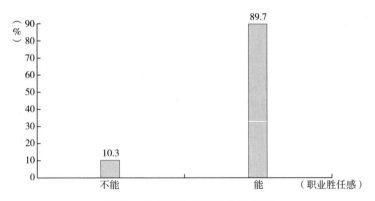

图75   被调查女性的职业胜任感

交叉分析显示，被调查女性产后职业胜任感随职业与受教育程度不同而有所差别。

从职业来看，被调查女性中，职业胜任感最强的是体制内工作人员和企业/公司职员，"能胜任工作"的，均为92.6%；自由职业/个体经营者，为89.5%；体力劳动者为86.2%。

职业胜任感随受教育程度提高而上升，硕士及以上学历的被调查女性职业胜任感最强，"能胜任工作"的，为95.3%；本科学历的，为90.0%；大专学历的，为89.6%；高中/中专学历的，为89.1%；初中学历的，为88.1%（见表74）。

表74　不同职业、受教育程度被调查女性职业胜任感比较

单位：%

职业和受教育程度情况		能胜任工作	不能胜任工作
职　业	体制内工作人员	92.6	7.4
	其　他	91.4	8.6
	企业/公司职员	92.6	7.4
	全职主妇	80.3	19.7
	体力劳动者	86.2	13.8
	自由职业/个体经营者	89.5	10.5
受教育程度	本　科	90.0	10.0
	初　中	88.1	11.9
	大　专	89.6	10.4
	高中/中专	89.1	10.9
	硕士及以上	95.3	4.7

被调查女性的职业胜任感因生育情况的不同而不同。

从备孕情况和生育影响认知来看，计划怀孕的被调查女性选择产后"能胜任工作"的比例为91.9%，非计划怀孕的，为88.6%。认为生育对健康没有影响的选择"能胜任工作"的比例最高，为92.5%；认为有负面影响的比例最低，为88.7%。

从本次生育年龄和孩次来看，被调查女性的职业胜任感随年龄和

孩次增加而升高。36岁及以上的被调查女性的比例最高，为92.9%；其次是31～35岁的（89.4%），再次是26～30岁的（87.8%），25岁及以下的最低，为86.0%。两个孩子及以上的被调查女性职业胜任感为89.8%，一个孩子的，为89.7%。

从分娩方式和分娩地点来看，剖宫产的被调查女性选择产后"能胜任工作"的，为91.2%，高于顺产的（88.6%）；在私立医院分娩的被调查女性选择产后"能胜任工作"的，为91.0%，高于在公立医院分娩的（89.6%）（见表75）。

表75 不同生育情况的被调查女性职业胜任感比较

单位：%

生育情况		能胜任工作	不能胜任工作
备孕情况	非计划怀孕	88.6	11.4
	计划怀孕	91.9	8.1
生育影响认知	没有影响	92.5	7.5
	有，主要是负面影响	88.7	11.3
	有，主要是正面影响	90.0	10.0
本次生育年龄	25岁及以下	86.0	14.0
	26～30岁	87.8	12.2
	31～35岁	89.4	10.6
	36岁及以上	92.9	7.1
孩 次	1个孩子	89.7	10.3
	2个孩子及以上	89.8	10.2
分娩方式	顺产	88.6	11.4
	剖宫产	91.2	8.8
分娩地点	公 立	89.6	10.4
	私 立	91.0	9.0

被调查女性的职业胜任感因社会支持状况的不同而有所差异。

从育儿支持来看，白天和夜晚均由被调查女性照顾孩子的，选择"能胜任工作"的比例较低，为87.3%。主干家庭的被调查女性，"能胜任工作"的比例最高，为92.3%；比例最低是单亲家庭的被调查女性，为85.0%（见表76）。

表76　不同家庭情况的被调查女性职业胜任感比较

单位：%

照顾孩子的人和家庭结构		能胜任工作	不能胜任工作
照顾孩子的人	其他人	91.3	8.7
	"我"自己	87.3	12.7
家庭结构	单亲家庭	85.0	15.0
	其他情况	88.4	11.6
	主干家庭	92.3	7.7
	核心家庭	87.6	12.4

从产褥期被调查女性和孩子的照顾者来看，被调查女性由自己父母照顾的，选择"能胜任工作"的比例最高，为93.1%；其次是由月子中心母婴护理员照顾的，为90.6%；再次是由孩子父亲照顾的，为89.3%；由月嫂照顾的比例最低，为86.7%。

白天孩子由其他人照顾的，选择"能胜任工作"的，为100.0%；由公婆照顾的，为92.2%；由父母照顾的，为91.9%；由孩子父亲照顾的比例最低，为86.7%（见表77）。

表77　照顾孩子者不同的被调查女性职业胜任感比较

单位：%

照顾者		能胜任工作	不能胜任工作
产褥期照顾产妇的人	公　婆	89.0	11.0
	孩子父亲	89.3	10.7
	其　他	88.5	11.5
	我父母	93.1	6.9
	月　嫂	86.7	13.3
	月子中心母婴护理员	90.6	9.4
白天照顾孩子的人	公　婆	92.2	7.8
	孩子父亲	86.7	13.3

121

续表

照顾者		能胜任工作	不能胜任工作
白天照顾孩子的人	其他人	100.0	0.0
	"我"父母	91.9	8.1
	"我"自己	87.7	12.3
	月　嫂	86.8	13.2
	月子中心母婴护理员	90.9	9.1

　　被调查女性的饮食习惯也会对职业胜任感产生影响，"荤素搭配、健康饮食"的被调查女性选择产后"能胜任工作"的，比例最高，为94.4%；"随心情，只吃喜欢吃的食物"的，比例最低，为86.5%（见表78）。

表78　不同饮食习惯的被调查女性的职业胜任感比较

单位：%

饮食习惯	能胜任工作	不能胜任工作
荤素搭配、健康饮食	94.4	5.6
没要求，吃饱就可以	87.6	12.4
随心情，只吃喜欢吃的食物	86.5	13.5

　　职业胜任感和生活满意度的交叉分析显示，被调查女性的生活满意度随职业胜任感变化。表示能胜任产后工作的被调查女性选择"非常满意"和"比较满意"的比例均最高，分别为20.2%和66.1%；表示不能胜任产后工作的被调查女性满意度略低，选择"非常满意"的，为7.4%，选择"比较满意"的，为55.8%。不在业的被调查女性选择"非常满意"和"比较满意"的比例，分别为18.0%，65.8%。可见部分在业的被调查女性，产后兼顾工作和育儿的压力更大，需要更多的帮助与支持（见图76）。

3. 近六成被调查女性希望延长产假

　　按照我国法律规定，女职工生育享受98天产假；难产的，增加产假15天；生育多胞胎的，每多生育1个婴儿，增加产假15天。各地根

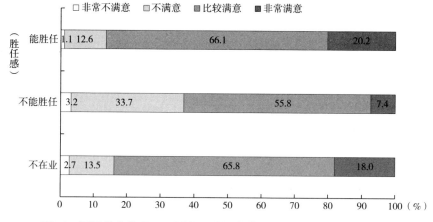

图76 不同就业状况、不同职业胜任感被调查女性的生活满意度比较

据实际情况可自行制定产假政策,支持生育家庭,有些地方女性产假可增加至158~180天。以北京市为例,《北京市人口与计划生育条例》第四章奖励与社会保障第十八条规定,"按规定生育的,除享受国家规定的产假外,享受生育奖励假三十天,其配偶享受陪产假十五天","女职工经所在机关、企业事业单位、社会团体和其他组织同意,可以再增加假期一至三个月"[①],即北京市女职工产假至少为128天。带薪陪产假作为一项家庭友好的育儿支持政策,能够帮助父母获得所需的时间、资源和信息来照顾他们的孩子。

调查显示,被调查女性平均休产假184天,生活满意度呈倒"U"型曲线。休产假时长为129~158天的被调查女性占14.9%,"非常满意"和"比较满意"合计为90.6%,比例最高;其次是休产假159~180天的被调查女性,占18.6%,"非常满意"和"比较满意"合计为86.0%;再次是休产假99~128天的被调查女性,占17.1%,"非常满意"和"比较满意"合计为83.5%;休产假181天及以上的被调查女性占24.7%,"非常满意"和"比较满意"合计为79.5%,比例最低(见表79)。

---

① 北京市人民代表大会常务委员会:《北京市人口与计划生育条例》,2016年3月24日,北京市人民代表大会常务委员会官网,http://www.bjrd.gov.cn/zyfb/zdgz/lfgj/lfgs/202012/t20201222_2179228.html。

表79 产假时长不同的被调查女性生活满意度比较

单位：%

产假时长	人数比	"非常满意"和"比较满意"合计
98天以内	24.7	83.0
99～128天	17.1	83.5
129～158天	14.9	90.6
159～180天	18.6	86.0
181天及以上	24.7	79.5

在业的被调查女性，"希望延长产假"的，为50.5%；"希望夫妻合休产假"的，为18.8%；"希望延长二胎产假"的，为8.0%；22.7%的被调查女性选择了"休满政策规定的产假就行"。总体来看，希望延长产假和二胎产假的比例（58.5%）较高（见图77）。

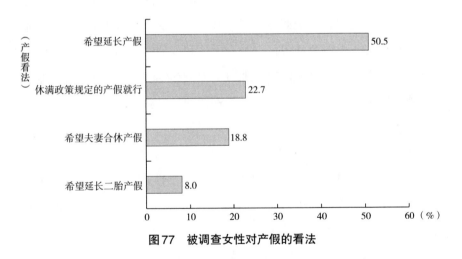

图77 被调查女性对产假的看法

从生育情况来看，不同生育情况的被调查女性间存在差异。

从本次生育年龄来看，"希望延长产假"和"希望延长二胎产假"的，36岁及以上的被调查女性分别为56.5%和6.3%，合计62.8%；比例最高；25岁及以下的，分别为27.9%和4.7%，合计32.6%，比例最低。31～35岁的被调查女性"希望延长二胎产假"的比例最高，为11.3%。

25岁及以下的被调查女性选择"休满政策规定的产假就行"和"希望夫妻合休产假"的比例最高，分别为30.2%和37.2%。

从孩次来看，一个孩子的被调查女性"希望延长产假"和"希望夫妻合休产假"的比例较高，分别为54.2%和19.5%；两个孩子及以上的被调查女性选择"休满政策规定的产假就行"和"希望延长二胎产假"的比例较高，分别为24.0%和12.1%。

从分娩方式来看，剖宫产的被调查女性"希望夫妻合休产假""希望延长二胎产假"和"休满政策规定的产假就行"的比例较高，分别19.2%、9.1%和25.3%；顺产的被调查女性"希望延长产假"的比例较高，为53.8%。

从分娩地点来看，在私立医院分娩的被调查女性"希望延长产假"和"希望延长二胎产假"的比例，分别为51.3%和12.8%，合计64.1%，高于在公立医院分娩的（58.0%）；选择"休满政策规定的产假就行"和"希望夫妻合休产假"的被调查女性，在公立医院分娩的比例（23.1%和18.9%）高于在私立医院分娩的（均为17.9%）（见表80）。

表80　不同生育情况的被调查女性对产假看法的比较

单位：%

生育情况		希望夫妻合休产假	希望延长产假	希望延长二胎产假	休满政策规定的产假就行
本次生育年龄	25岁及以下	37.2	27.9	4.7	30.2
	26~30岁	22.1	48.6	6.5	22.8
	31~35岁	13.8	50.3	11.3	24.7
	36岁及以上	18.2	56.5	6.3	19.0
孩　次	1个	19.5	54.2	4.7	21.6
	2个及以上	17.9	46.0	12.1	24.0
分娩方式	顺　产	18.5	53.8	7.1	20.6
	剖宫产	19.2	46.4	9.1	25.3
分娩地点	公　立	18.9	50.5	7.5	23.1
	私　立	17.9	51.3	12.8	17.9

从照顾孩子情况来看，自己照顾孩子的被调查女性"希望夫妻合休产假""希望延长二胎产假"和"休满政策规定的产假就行"的比例较高，分别为22.3%、8.5%和22.9%；由其他人照顾孩子的被调查女性，"希望延长产假"的比例较高，为53.3%（见表81）。

表81　照顾孩子者不同的被调查女性对产假的看法

单位：%

照顾孩子的人	希望夫妻合休产假	希望延长产假	希望延长二胎产假	休满政策规定的产假就行
其他人	16.5	53.3	7.6	22.6
"我"自己	22.3	46.3	8.5	22.9

4. 育儿支持不足是被调查女性不希望延长产假的首要原因

被调查女性不希望延长产假的原因依次为"在家带孩子比上班还累"，为35.7%；担心"长时间放假不能适应单位的工作"的，为27.5%；"长时间产假没有固定的收入来源"的，为26.9%；"担心因为长期的产假而遭到单位的调岗解雇"的，为9.8%（见图78）。

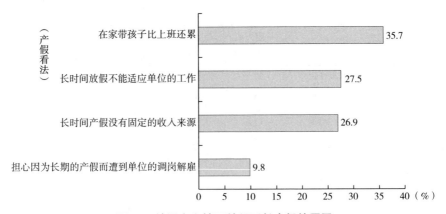

图78　被调查女性不希望延长产假的原因

交叉分析显示，不同生育情况的被调查女性，不希望延长产假的原因存在差异。

从本次生育年龄来看，36岁及以上的被调查女性选择"担心因为长期的产假而遭到单位的调岗解雇"的比例最高，为6.7%；25岁及以下的被调查女性选择"长时间产假没有固定的收入来源""长时间放假不能适应单位的工作"和"在家带孩子比上班还累"的比例最高，分别为32.6%、20.9%和34.9%。

从孩次来看，一个孩子的被调查女性选择"长时间产假没有固定的收入来源"和"长时间放假不能适应单位的工作"的比例较高，分别为29.1%和28.4%；两个孩子及以上的被调查女性选择"在家带孩子比上班还累"和"担心因为长期的产假而遭到单位的调岗解雇"的比例较高，分别为38.6%和10.8%。

从分娩方式来看，顺产的被调查女性选择"长时间产假没有固定的收入来源"和"担心因为长期的产假而遭到单位的调岗解雇"的比例较高，分别为29.3%和10.8%；剖宫产的被调查女性选择"长时间放假不能适应单位的工作"和"在家带孩子比上班还累"的比例较高，分别为28.0%和38.9%。

从分娩地点来看，在私立医院分娩的被调查女性选择"长时间产假没有固定的收入来源"和"担心因为长期的产假而遭到单位的调岗解雇"的比例较高，分别为34.1%和14.6%；在公立医院分娩的被调查女性选择"长时间放假不能适应单位的工作"和"在家带孩子比上班还累"的比例较高，分别27.6%和36.8%（见表82）。

表82　不同生育情况的被调查女性不希望延长产假的原因比较

单位：%

生育情况		长时间产假没有固定的收入来源	长时间放假不能适应单位的工作	在家带孩子比上班还累	担心因为长期的产假而遭到单位的调岗解雇
本次生育年龄	25岁及以下	32.6	20.9	34.9	2.3
	26~30岁	18.4	16.0	17.0	6.1
	31~35岁	12.2	14.4	20.3	3.8
	36岁及以上	10.0	13.0	17.8	6.7

生育情况		长时间产假没有固定的收入来源	长时间放假不能适应单位的工作	在家带孩子比上班还累	担心因为长期的产假而遭到单位的调岗解雇
孩 次	1个孩子	29.1	28.4	33.5	9.1
	2个孩子及以上	24.2	26.5	38.6	10.8
分娩方式	剖宫产	24.3	28.0	38.9	8.8
	顺 产	29.3	27.0	32.8	10.8
分娩地点	公 立	26.3	27.6	36.8	9.4
	私 立	34.1	26.8	24.4	14.6

从家庭支持情况来看，不同情况的被调查女性对延长产假的顾虑不同。

自己照顾孩子的被调查女性和由其他人照顾孩子的被调查女性，选择"长时间放假不能适应单位的工作"的比例均最高，分别为61.2%和64.2%；其次是"担心因为长期的产假而遭到单位的调岗解雇"，分别为15.8%和18.1%（见表83）。

表83　不同照顾孩子者与被调查女性不希望延长产假的原因比较

单位：%

不希望延长产假的原因	其他人	"我"自己
长时间产假没有固定的收入来源	12.2	13.9
在家带孩子比上班还累	12.1	14.9
长时间放假不能适应单位的工作	64.2	61.2
担心因为长期的产假而遭到单位的调岗解雇	18.1	15.8

从家庭结构来看，不同家庭结构的被调查女性不希望延长产假的原因均首选"长时间放假不能适应单位的工作"，其中，核心家庭的比例最高，为64.9%；主干家庭，为62.4%；单亲家庭，为60.3%。单亲家庭的被调查女性选择"在家带孩子比上班还累"（23.5%），主干家庭与核心家庭的选择都是"担心因为长期的产假而遭到单位的调岗解雇"（18.7%和15.3%）（见表84）。

表84　不同家庭结构被调查女性不希望延长产假的原因比较

单位：%

不希望延长产假的原因	单亲家庭	其他情况	主干家庭	核心家庭
长时间产假没有固定的收入来源	8.8	23.9	14.1	11.1
在家带孩子比上班还累	23.5	8.7	11.0	14.6
长时间放假不能适应单位的工作	60.3	54.3	62.4	64.9
担心因为长期的产假而遭到单位的调岗解雇	14.7	21.7	18.7	15.3

从地域来看，7个省的被调查女性不希望延长产假的原因均首选"长时间放假不能适应单位工作"，且比例明显高于其他选项，其中湖北省的比例最高，为81.6%；河北省、河南省、山西省的被调查女性均超过六成（见表85）。

表85　不同地域被调查女性不希望延长产假的原因比较

单位：%

不希望延长产假的原因	安徽省	河北省	河南省	湖北省	江苏省	山西省	陕西省
长时间产假没有固定的收入来源	19.2	11.3	12.7	6.9	9.8	18.8	14.2
在家带孩子比上班还累	19.2	10.3	13.0	5.7	19.6	9.9	17.3
长时间放假不能适应单位的工作	49.3	67.0	63.2	81.6	56.9	60.4	58.3
担心因为长期的产假而遭到单位的调岗解雇	16.4	18.0	17.8	9.2	25.5	14.9	15.0

从职业类别来看，不同职业被调查女性不希望延长产假的原因均首选"长时间放假不能适应单位的工作"，且都超过五成，最高达70.5%（全职主妇）；体制内工作人员、企业/公司职员、体力劳动者的该比例均超过六成。自由职业/个体经营者选择"担心因为长期的产假而遭到单位的调岗解雇"的比例最高，为24.6%（见表86）。

表86 不同职业的被调查女性不希望延长产假的原因比较

单位：%

不希望延长产假的原因	体制内工作人员	其他	企业/公司职员	全职主妇	体力劳动者	自由职业/个体经营者
长时间产假没有固定的收入来源	5.1	20.5	11.6	13.0	10.0	17.6
在家带孩子比上班还累	12.5	15.7	14.0	8.0	20.0	15.2
长时间放假不能适应单位的工作	69.3	55.4	65.8	70.5	66.7	51.6
担心因为长期的产假而遭到单位的调岗解雇	19.3	15.7	13.7	13.5	3.3	24.6

5. 家庭支持特别是来自丈夫的支持严重不足

产褥期又称为"坐月子"，指从胎盘娩出至产妇全身各器官（除乳腺外）恢复至正常未孕状态的时期，通常为6周。产褥期是产后母婴保健的关键时期，纳入我国孕产妇系统保健的范畴。在这一时期，产妇和新生儿都需要特别的照料，产妇得到足够的家庭支持对产妇的身心健康尤为重要。

数据显示，被调查女性在产褥期主要由家中长辈照料，由双方的父母照料的，为52.5%，其中，公婆照料的，为32.0%，父母照料的，为20.5%；由丈夫照料的为11.9%。在育儿支持方面，白天和晚上被调查女性自己照料新生儿的比例最高，分别为42.7%和75.5%。（见表87）。增加育儿支持，特别是晚上的育儿支持将有利于提升产后女性的生活满意度。

表87 被调查女性产褥期的主要照顾者及孩子的照顾者

单位：%

照顾者	产妇的照顾者	白天孩子的照顾者	晚上孩子的照顾者
"我"自己		42.7	75.5
公 婆	32.0	23.3	6.2

照顾者	产妇的照顾者	白天孩子的照顾者	晚上孩子的照顾者
"我"父母	20.5	16.1	4.6
月　嫂	18.9	7.9	5.8
月子中心母婴护理员	13.7	7.0	4.7
孩子父亲	11.9	1.6	2.3
其他人	3.0	1.3	0.9

对产妇和新生儿照料的情况因丈夫休陪产假的天数、家庭结构、产褥期照顾者的不同而存在差异。

孩子父亲陪产假16天及以上的比例最高，为31.6%；8~15天的，为26.4%；1~7天的，为23.1%；0天的，为18.8%。丈夫休陪产假1~7天的被调查女性选择"丈夫协作不得力"的比例最高，为20.4%，其次是休陪产假8~15天的，为19.7%；没有休陪产假和休陪产假16天及以上的被调查女性，选择"丈夫协作不得力"的分别为14.4%和14.3%（见表88）。

表88　被调查女性丈夫休产假、陪产假的情况

单位：%

丈夫休产假、陪产假天数	丈夫休产假、陪产假	丈夫协作不得力
0天	18.8	14.4
1~7天	23.1	20.4
8~15天	26.4	19.7
16天及以上	31.6	14.3

从家庭结构来看，主干家庭的被调查女性选择"丈夫协作不得力"的比例最高，为19.9%；核心家庭的，为15.8%；单亲家庭的，为5.9%（见表89）。

表89 不同家庭结构被调查女性认为"丈夫协作不得力"情况的比较

单位：%

家庭结构	丈夫协作不得力
主干家庭	19.9
其他情况	17.4
核心家庭	15.8
单亲家庭	5.9

从产褥期照顾者来看，认为"丈夫协作不得力"的，比例最高的是由自己父母照顾的被调查女性，为19.2%；其次是月嫂照顾的，为18.4%；再次是由公婆照顾的，为18.1%；由孩子父亲照顾的，为17.1%（见表90）。

表90 产褥期照顾者不同的被调查女性认为"丈夫协作不得力"情况的比较

单位：%

产褥期照顾者	丈夫协作不得力
我父母	19.2
月　嫂	18.4
公　婆	18.1
孩子父亲	17.1
月子中心母婴护理员	12.7
其他人	6.5

84.8%的被调查女性认为孩子父亲在育儿方面存在问题，其中，认为"付出时间有限"的，为32.5%；"育儿能力不够"的，为19.4%；"育儿质量不高"的，为17.6%；"责任分担意识不足"的，为15.3%（见表91）。可见，加大丈夫的育儿支持力度是改善被调查女性产后家庭支持情况的迫切议题，不仅局限于时长层面，在分担家庭责任、提高育儿质量和能力等层面均提出了更高的要求。

表91 被调查女性对丈夫育儿的看法

单位：%

对丈夫育儿的看法	百分比
付出时间有限	32.5
育儿能力不够	19.4
育儿质量不高	17.6
责任分担意识不足	15.3
以上都不存在	15.2
总　计	100.0

从生育年龄来看，被调查女性对丈夫育儿的看法均首选"付出时间有限"，31～35岁的，比例最高，为56.3%；其次是26～30岁的，为52.9%；25岁及以下的和36岁及以上的，分别为51.9%和51.7%。第二位的看法，25岁及以下的被调查女性选择"育儿质量不高"，为44.4%；26～30岁、31～35岁和36岁及以上的被调查女性的选择都是"育儿能力不够"，分别为34.7%、31.1%和28.7%（见表92）。

表92 不同生育年龄被调查女性对丈夫育儿看法的比较

单位：%

对丈夫育儿的看法	25岁及以下	26～30岁	31～35岁	36岁及以上
育儿能力不够	38.9	34.7	31.1	28.7
付出时间有限	51.9	52.9	56.3	51.7
育儿质量不高	44.4	32.1	26.9	25.5
责任分担意识不足	31.5	26.2	23.0	25.9
以上都不存在	27.8	24.4	27.5	22.4

6. 八成以上被调查女性遇到过社会适应困难

国内外研究结果显示，引起产后抑郁的危险因素主要归纳为生物、心理和社会因素三方面。[①] 被调查女性产后康复不仅要应对生理和形体康复的需求，还要应对母亲角色转变、家庭结构调整、工作育儿冲突等困难与挑战，是否遇到过负性生活事件和负面评价、采取什么样的应对方式，都会对被调查女性的产后身心康复产生重要的影响。以负面评价为例，母亲角色的适应是女性产后在社会适应方面的重要内容，研究显示，评价支持即给予肯定和鼓励最能促进产妇的母亲角色适应，评价支持的缺乏，会导致产妇低估或否认自身价值。[②] 本研究对被调查女性在产后遇到的社会适应情况进行了调查，结果不容乐观。

超过80.0%的被调查女性遇到过负性生活事件或负面评价，比例较高的前五项依次为"社交机会减少"（45.8%）、"生活节奏完全打乱"（35.7%）、"与社会脱节"（30.4%）、"主动将重心从职场转移到家庭"（28.7%）、"周围人认为婴幼儿养育只是妈妈的责任"（26.7%）；仅有19.1%的被调查女性"以上都没遇到过"（见表93）。

表93　被调查女性遇到过的社会适应困难

单位：%

社会适应困难	应答人数百分比
社交机会减少	45.8
生活节奏完全打乱	35.7
与社会脱节	30.4
主动将重心从职场转移到家庭	28.7
周围人认为婴幼儿养育只是妈妈的责任	26.7
职业发展受到影响	19.8
因为怀孕主动辞职	12.5

---

① 刘小翠：《产后抑郁心理社会因素与认知行为治疗的相关性研究》，苏州大学硕士学位论文，2009。

② 陈淳、陈洁冰：《初产妇产后母亲角色适应与产后抑郁、社会支持的相关性研究》，《全科护理》，2017年第22期，第2789~2790页。

社会适应困难	应答人数百分比
因为身材改变带来的冷嘲热讽	9.2
只把新生儿妈妈当作奶牛	6.4
因为怀孕生育被辞退/转岗	4.1
以上都没遇到过	19.1

从就业状况和地域来看，被调查女性遇到的社会适应困难存在差异。

从就业状况来看，不在业和在业的被调查女性遇到最多的社会适应困难前三项分别是"社交机会减少"（53.2%和44.9%）、"生活节奏完全完全打乱"（38.7%和35.3%）和"与社会脱节"（38.7%和29.4%）；选择"主动将重心从职场转移到家庭"（33.3%和28.2%）和"因为怀孕主动辞职"（19.8%和11.7%）的比例也较高（见表94）。

表94 就业情况不同的被调查女性社会适应困难比较

单位：%

社会适应困难	不在业	在业
生活节奏完全打乱	38.7	35.3
社交机会减少	53.2	44.9
与社会脱节	38.7	29.4
职业发展受到影响	22.5	19.4
因为怀孕生育被辞退/转岗	9.0	3.6
因为身材改变带来的冷嘲热讽	9.0	9.2
周围人认为婴幼儿养育只是妈妈的责任	24.3	27.0
只把新生儿妈妈当作奶牛	9.0	6.0
主动将重心从职场转移到家庭	33.3	28.2
因为怀孕主动辞职	19.8	11.7
以上都没遇到过	18.9	19.1

　　从职业类别来看，体力劳动者选择"与社会脱节"（46.7%）、"周围人认为婴幼儿养育只是妈妈的责任"（43.3%）和"因为怀孕主动辞职"（23.3%）的比例最高；全职主妇面临的社会适应问题较多，选择"社交机会减少"（51.5%）、"与社会脱节"（41.5%）、"生活节奏完全打乱"（38.0%）、"主动将重心从职场转移到家庭"（33.5%）、"只把新生儿妈妈当作奶牛"（8.5%）、"因为怀孕生育被辞退/转岗"（6.5%）的比例均最高；自由职业/个体经营者遇到的"职业发展受到影响"（22.3%）和"因为身材改变带来的冷嘲热讽"（11.7%）的比例最高；体制内工作人员、企业/公司职员面临社会适应问题的比例较低，选择"社交机会减少"的比例较高，分别为44.3%和46.9%（见表95）。

表95　不同职业的被调查女性社会适应困难比较

单位：%

社会适应困难	体制内工作人员	其他	企业/公司职员	全职主妇	体力劳动者	自由职业/个体经营者
生活节奏完全打乱	37.5	31.3	34.9	38.0	30.0	35.5
社交机会减少	44.3	38.6	46.9	51.5	40.0	44.1
与社会脱节	15.9	31.3	21.9	41.5	46.7	39.1
职业发展受到影响	15.3	18.1	20.2	20.5	20.0	22.3
因为怀孕生育被辞退/转岗	1.7	4.8	4.1	6.5	0.0	4.3
因为身材改变带来的冷嘲热讽	6.8	9.6	9.9	7.0	6.7	11.7
周围人认为婴幼儿养育只是妈妈的责任	23.3	28.9	22.9	25.0	43.3	32.0
只把新生儿妈妈当作奶牛	5.7	7.2	6.8	8.5	0.0	5.1
主动将重心从职场转移到家庭	29.5	22.9	28.4	33.5	10.0	28.9
因为怀孕主动辞职	2.3	18.1	9.9	20.0	23.3	13.7
以上都没遇到过	29.0	20.5	18.8	14.0	13.3	16.8

　　从地域来看，被调查女性选择"生活节奏完全打乱"，比例最高的是湖北省（42.5%）；选择"社交机会减少"，比例最高的是山西省

（54.5%）；选择"与社会脱节"和"因为怀孕主动辞职"，比例最高的是安徽省（38.4%和16.4%）；选择"职业发展受到影响"和"只把新生儿妈妈当作奶牛"，比例最高的是江苏省（22.5%和9.8%）；选择"主动将重心从职场转移到家庭"和"因为身材改变带来的冷嘲热讽"，比例最高的是河南省（32.9%和11.0%）；选择"周围人认为婴幼儿养育只是妈妈的责任"比例最高的是陕西省，为33.1%；选择"因为怀孕生育被辞退/转岗"，比例最高的是河北省，为5.7%（见表96）。

表96　不同地域被调查女性社会适应困难比较

单位：%

社会适应困难	安徽省	河北省	河南省	湖北省	江苏省	山西省	陕西省
生活节奏完全打乱	21.9	33.0	39.4	42.5	40.2	24.8	37.8
社交机会减少	27.4	49.5	45.6	35.6	48.0	54.5	49.6
与社会脱节	38.4	28.9	27.8	19.5	30.4	37.6	37.0
职业发展受到影响	15.1	19.1	21.5	19.5	22.5	13.9	21.3
因为怀孕生育被辞退/转岗	4.1	5.7	3.7	2.3	3.9	5.0	3.9
因为身材改变带来的冷嘲热讽	8.2	6.7	11.0	5.7	7.8	10.9	10.2
周围人认为婴幼儿养育只是妈妈的责任	28.8	20.1	28.0	21.8	30.4	25.7	33.1
只把新生儿妈妈当作奶牛	5.5	5.7	7.1	5.7	9.8	7.9	2.4
主动将重心从职场转移到家庭	19.2	29.9	32.9	26.4	18.6	32.7	27.6
因为怀孕主动辞职	16.4	12.9	14.4	9.2	8.8	11.9	10.2
以上都没遇到过	32.9	21.6	14.4	19.5	25.5	12.9	19.7

从生育情况来看，被调查女性遇到的社会适应困难存在差异。

从备孕情况来看，非计划怀孕和计划怀孕的被调查女性遇到的社会适应困难比例最高的是"社交机会减少"，分别为47.8%和42.2%；其次是"生活节奏完全打乱"，分别为36.8%和33.6%；再次是"与社会脱节"，分别为33.2%和25.3%；选择"主动将重心从职场转移到家庭"的比例较高，分别为28.9%和28.5%（见表97）。

表97　备孕情况不同的被调查女性社会适应困难比较

单位：%

社会适应困难	非计划怀孕	计划怀孕
生活节奏完全打乱	36.8	33.6
社交机会减少	47.8	42.2
与社会脱节	33.2	25.3
职业发展受到影响	20.5	18.5
因为怀孕生育被辞退/转岗	4.1	4.3
因为身材改变带来的冷嘲热讽	9.2	9.1
周围人认为婴幼儿养育只是妈妈的责任	28.3	23.9
只把新生儿妈妈当作奶牛	6.0	7.0
主动将重心从职场转移到家庭	28.9	28.5
因为怀孕主动辞职	13.4	11.0
以上都没遇到过	18.8	19.6

从生育影响认知来看，认为生育有负面影响、有正面影响、没有影响的被调查女性面临的社会适应困难均首选"社交机会减少"，分别为49.9%、42.0%和40.3%；其次是"生活节奏完全打乱"，分别为41.1%、32.2%和25.6%；对第三位社会适应困难，认为生育有负面影响、有正面影响的被调查女性选择的都是"与社会脱节"，分别为35.7%和29.1%，认为生育对健康没有影响的，选择的是"周围人认为婴幼儿养育只是妈妈的责任"和"主动将重心从职场转移到家庭"，均为18.8%。（见表98）。

表98　不同生育影响认知的被调查女性社会适应困难比较

单位：%

社会适应困难	没有影响	有，主要是负面影响	有，主要是正面影响
生活节奏完全打乱	25.6	41.1	32.2
社交机会减少	40.3	49.9	42.0
与社会脱节	16.5	35.7	29.1
职业发展受到影响	15.9	23.9	15.0

社会适应困难	没有影响	有，主要是负面影响	有，主要是正面影响
因为怀孕生育被辞退/转岗	4.5	5.0	2.5
因为身材改变带来的冷嘲热讽	3.4	10.3	10.4
周围人认为婴幼儿养育只是妈妈的责任	18.8	28.4	28.2
只把新生儿妈妈当作奶牛	6.8	6.4	6.1
主动将重心从职场转移到家庭	18.8	32.5	27.9
因为怀孕主动辞职	13.6	14.8	8.3
以上都没遇到过	32.4	13.3	21.5

从生育年龄来看，26～30岁的被调查女性选择"社交机会减少"（48.2%）、"与社会脱节"（33.5%）、"因为身材改变带来的冷嘲热讽"（10.9%）的比例最高；31～35岁的被调查女性选择"生活节奏完全打乱"（40.1%）、"主动将重心从职场转移到家庭"（31.1%）、"周围人认为婴幼儿养育只是妈妈的责任"（28.9%）、"职业发展受到影响"（22.1%）和"因为怀孕生育被辞退/转岗"（5.9%）的比例最高；25岁及以下的被调查女性选择"因为怀孕主动辞职"（22.2%）、"只把新生儿妈妈当作奶牛"（13.0%）的比例最高（见表99）。

表99　不同生育年龄被调查女性的社会适应困难比较

单位：%

社会适应困难	25岁及以下	26～30岁	31～35岁	36岁及以上
因为身材改变带来的冷嘲热讽	0.0	10.9	10.6	7.0
只把新生儿妈妈当作奶牛	13.0	9.4	6.4	1.4
周围人认为婴幼儿养育只是妈妈的责任	24.1	23.5	28.9	28.3
社交机会减少	38.9	48.2	46.8	43.0
与社会脱节	29.6	33.5	26.6	31.5
生活节奏完全打乱	37.0	37.1	40.1	28.3

社会适应困难	25岁及以下	26～30岁	31～35岁	36岁及以上
因为怀孕生育被辞退/转岗	1.9	4.1	5.9	2.4
职业发展受到影响	14.8	18.5	22.1	19.2
因为怀孕主动辞职	22.2	13.8	12.9	8.7
主动将重心从职场转移到家庭	24.1	29.7	31.1	25.5
以上都没遇到过	25.9	17.6	17.6	21.3

从孩次来看，在"生活节奏完全打乱""只把新生儿妈妈当作奶牛"和"因为怀孕主动辞职"3个选项上，生育一个孩子的被调查女性的比例（35.9%、7.5%、13.6%）高于生育两个孩子及以上的被调查女性（35.4%、5.0%、11.3%）（见表100）。

表100　不同孩次的被调查女性社会适应困难情况比较

单位：%

社会适应困难	1个孩子	2个及以上孩子
生活节奏完全打乱	35.9	35.4
社交机会减少	45.1	46.7
与社会脱节	28.0	33.1
职业发展受到影响	19.6	20.0
因为怀孕生育被辞退/转岗	3.9	4.4
因为身材改变带来的冷嘲热讽	8.3	10.2
周围人认为婴幼儿养育只是妈妈的责任	22.6	31.5
只把新生儿妈妈当作奶牛	7.5	5.0
主动将重心从职场转移到家庭	26.6	31.3
因为怀孕主动辞职	13.6	11.3
以上都没遇到过	19.7	18.3

产后家庭支持情况不同，被调查女性面临的社会适应困难有所不同。

从孩子的主要照顾人来看，由其他人照顾孩子的被调查女性和自己照顾孩子的被调查女性面临的社会适应困难前三项相同，比例最高的是"社交机会减少"，分别为43.5%和49.2%；其次是"生活节奏完全打乱"，分别为34.7%和37.1%；再次是"与社会脱节"，分别为27.2%和35.0%。自己照顾孩子的被调查女性面临的社会适应困难比例更高（见表101）。

表101 照顾孩子者不同的被调查女性社会适应困难比较

表101　照顾孩子者不同的被调查女性社会适应困难比较

单位：%

社会适应困难	其他人	"我"自己
生活节奏完全打乱	34.7	37.1
因为身材改变带来的冷嘲热讽	9.1	9.2
社交机会减少	43.5	49.2
与社会脱节	27.2	35.0
周围人认为婴幼儿养育只是妈妈的责任	23.6	31.2
只把新生儿妈妈当作奶牛	6.4	6.4
主动将重心从职场转移到家庭	26.7	31.7
职业发展受到影响	17.9	22.5
因为怀孕主动辞职	10.9	14.9
因为怀孕生育被辞退/转岗	3.9	4.5
以上都没遇到过	21.5	15.6

从家庭结构来看，主干家庭的被调查女性遇到的"社交机会减少"（50.0%）、"生活节奏完全打乱"（39.4%）、"主动将重心从职场转移到家庭"（32.5%）的比例最高；单亲家庭被调查女性遇到的社会适困难最多，选择"与社会脱节"（41.2%）、"周围人认为婴幼儿养育只是妈妈的责任"（39.7%）、"因为身材改变带来的冷嘲热讽"（14.7%）和"因为怀孕生育被辞退/转岗"（8.8%）的比例均为最高（见表102）。

表102　不同家庭结构的被调查女性的社会适应困难比较

单位：%

社会适应困难	单亲家庭	其他情况	主干家庭	核心家庭
生活节奏完全打乱	35.3	30.4	39.4	32.0
社交机会减少	45.6	41.3	50.0	41.4
与社会脱节	41.2	28.3	30.3	28.9
职业发展受到影响	23.5	23.9	20.1	18.4
因为怀孕生育被辞退/转岗	8.8	4.3	3.8	3.8
因为身材改变带来的冷嘲热讽	14.7	8.7	9.0	8.5
周围人认为婴幼儿养育只是妈妈的责任	39.7	19.6	26.7	25.4
只把新生儿妈妈当作奶牛	8.8	10.9	7.2	4.5
主动将重心从职场转移到家庭	23.5	21.7	32.5	25.9
因为怀孕主动辞职	13.2	15.2	13.7	10.8
以上都没遇到过	13.2	30.4	16.5	21.9

7. 社会适应困难对产后身心健康水平的影响

研究表明，负性生活事件和较少的社会支持对产后抑郁症有很强的预测性，如果得不到有效的干预和帮助，极有可能直接诱发产后抑郁症。[1] 本次调查分析发现，没有遇到社会适应困难和采取积极应对方式的被调查女性身心健康水平较高。

从生活满意度来看，没有遇到过社会适应困难的被调查女性生活"非常满意"的比例为35.4%，"比较满意"的为56.6%，"不满意"的为7.6%，"非常不满意"的为0.5%；产后生活中遇到过社会适应困难的被调查女性，相应的比例分别为14.9%、67.1%、16.3%和1.7%（见表103）。

---

① 史新广等：《近10年产后抑郁症发病危险因素的元分析》，《中国健康心理学杂志》，2007年第1期，第6～17页。

表103　社会适应困难不同的被调查女性生活满意度比较

单位：%

社会适应情况	非常不满意	不满意	比较满意	非常满意	比较满意与非常满意合计
没遇到过社会适应困难	0.5	7.6	56.6	35.4	91.9
遇到过社会适应困难	1.7	16.3	67.1	14.9	82.0

从职业胜任感来看，没有遇到过社会适应困难的被调查女性职业胜任感较强，"能胜任工作"的，为97.2%；而遇到过社会适应困难的，"能胜任工作"的，为88.0%（见表104）。

表104　被调查女性不同的社会适应状况与职业胜任感比较

单位：%

社会适应状况	不能胜任工作	能胜任工作
没遇到过社会适应困难	2.8	97.2
遇到过社会适应困难	12.0	88.0

从产后社会适应困难来看，选择"社交机会减少"的被调查女性，自述产后抑郁发生率为64.9%；选择"生活节奏完全打乱"的，为56.8%；选择"主动将重心从职场转移到家庭"的，为40.5%；选择"职业发展受到影响"和"周围人认为婴幼儿养育只是妈妈的责任"的，自述产后抑郁发生率均为36.5%；选择"以上都没遇到过"的，即没有遇到过社会适应困难的被调查女性，自述产后抑郁率最低，仅为10.8%（见表105）。

表105　遭遇不同社会适应困难的被调查女性自述产后抑郁发生率

单位：%

社会适应困难	自述产后抑郁发生率
社交机会减少	64.9
生活节奏完全打乱	56.8
职业发展受到影响	36.5

社会适应困难	自述产后抑郁发生率
因为怀孕生育被辞退/转岗	9.5
主动将重心从职场转移到家庭	40.5
因为怀孕主动辞职	17.6
与社会脱节	29.7
周围人认为婴幼儿养育只是妈妈的责任	36.5
只把新生儿妈妈当作奶牛	17.6
因为身材改变带来的冷嘲热讽	14.9
以上都没遇到过	10.8

从产后抑郁发生率来看，按EPDS ≥ 13和EPDS ≥ 10两个标准，"遇到过社会适应困难"的被调查女性产后抑郁发生率较高，分别为8.3%和18.3%；"没遇到过社会适应困难"的，分别为6.8%和14.4%（见表106）。

表106　被调查女性不同的社会适应状况与产后抑郁发生率

单位：%

社会适应状况	产后抑郁量表EPDS ≥ 13	产后抑郁量表EPDS ≥ 10
没遇到过社会适应困难	6.8	14.4
遇到过社会适应困难	8.3	18.3

六　主要结论与讨论

随着中国全面建成小康社会和向"健康中国2030"迈进，国民生活质量和健康水平不断提高，人民对于高质量卫生保健服务的需求日益增长。党和政府提出，要把健康放在优先发展的战略地位，健康中国建设将以人民健康为中心，使全体人民享有所需要的、有质量的、可负担的预防、治疗、康复、健康促进等健康服务，突出解决好妇女儿童等重点人群的健康问题。

产后康复管理的出现，是中国社会发展和妇幼健康水平进步的反映，体现了"新时代"中国女性对于高质量卫生保健服务日益增长的需求。从本次对中国城市女性产后康复管理需求状况的调查研究发现，中国城市女性产后阶段的需求正处于从以新生儿照料为中心向同时兼顾产妇与新生儿生命质量的变化过程中。

（一）健康需求升级，女性需要产后康复管理

产后阶段，女性的健康需求从保障"安全"转向恢复"健康"。在现代医学模式中，健康是包含生理、心理、社会三方面多学科交叉的研究领域。世界卫生组织对健康的定义是人在生理、心理及社会适应三个方面全部良好的一种状况，而不仅仅是没有生病或者体质健壮。健康观念的转变，突破了传统生物医学模式中将健康等同于医疗或生理、病理问题，而是将身心社会三者协调发展的生命状态视作健康的标准。

从女性产后健康需求来看，多数产后不适的症状难以通过医疗手段解决，同时女性明确意识到主观经验中的身心不适，严重影响到她们的生活质量和身心健康状态。从数据来看，51.6%的被调查女性认为生育对自己身体健康有负面影响，但产后因身体健康状况寻求医疗干预的比例仅有32.5%；另外，所有女性都或多或少地面对过疼痛、难以恢复身材、生理问题等各类产后身心不适，平均每人自我报告有两种以上身心不适反应。

女性产后康复管理的需求体现为需要预防疾病、保护健康的支持和服务。作为对当前孕产妇系统保健服务的延伸和补充，产后康复管理的社会服务主要通过非医疗手段，缓解产后女性的身体不适感，提高其生活质量。数据显示，94.9%的被调查女性知道至少一种产后康复服务项目，84.4%的被调查女性购买过产后康复服务项目。如此高比例的知晓度与购买率，在一定程度说明了产后康复管理需求的强度。在保障"母婴安全"的前提下，女性渴望得到更为精细、系统、科学的产后照料和保健服务，帮助自己尽快从孕产期的急剧变化中全面恢复。

产后康复管理的出现是中国妇幼健康水平从"生存"过渡到"繁荣"的典型标志，反映了当前女性在满足了生育安全的基本需要之后，寻求更高质量生活、更好生命体验的需要。在人口结构和生育政策变迁的时代背景下，为产后女性及其家庭提供高质量的卫生保健服务，不仅是提高妇幼健康水平的要求，更是实现建设"健康中国2030"促进民族振兴的战略要求。

（二）产后女性健康素养需要提高

对于女性个体而言，产后康复管理是一种实用生活技能。这种技能的提升基于健康意识、知识水平和行为3个层面的改变。世界卫生组织认为，健康素养代表人的认知和社会技能，这些技能决定了个体具有动机和能力去获取和理解、利用健康信息，并通过这些途径能够促进和维护健康。研究表明，健康素养的提升能够有效降低产后风险以及提高产后康复质量[1]，并提升产妇心理健康水平。[2]

调查结果表明，当前产后女性群体具备一定的健康意识，在生活中也能够采取一定的健康促进行为，但总体来看健康素养的水平还不高。她们对健康信息的判断能力、对健康知识的运用能力以及将健康知识转化为健康行为的能力都有待提高。

在信息爆炸、信息冗余的时代，提高对健康信息的判断能力显得尤为重要。缺乏对健康信息的判断能力，已经成为影响女性在接受产后康复管理服务中的突出问题。调查结果显示，37.6%的被调查女性已经意识到，自己难以判断产后康复服务信息的科学性和有效性；20.8%的被调查女性表示难以分辨产后康复服务信息的真伪。

从对健康知识的运用能力看，一些被调查女性对健康知识的理解存

---

① 冯爱华：《孕产妇母婴健康素养现况调查及其妊娠结局相关研究》，山东大学硕士学位论文，2013。

② 施国鲜：《产褥期妇女保健知识与行为现状分析及应对措施》，《中国保健营养》，2013年第4期，第2074~2075页。

在一些误区，导致对自身健康状况的判断产生偏差。例如，超重是现代人普遍面临的一种健康风险，但在明显超重的被调查女性中，7.1%的人认为自己过瘦，10.6%认为自己形体匀称。测量结果只是一组客观表达的数据，何为健康，则需要专业知识的解读。产后康复阶段，女性需要提高健康素养，掌握理解健康知识，这样才能更有效地完成康复过程。

在健康行为层面，尽管被调查女性普遍意识到健康行为的重要性，但能够养成健康生活方式的比例不高。以饮食为例，调查结果显示，大多数女性具备一种以上的健康饮食行为，但在日常生活中，能够养成合理膳食健康生活习惯的约占被调查女性的1/3。产后康复管理，归根结底要落实到女性个体的行为层面，在日常生活中养成健康生活习惯。健康行为缺少持续性，仅靠偶尔吃健康食品或做一两次运动，是难以达到康复效果的。

（三）产后康复管理社会服务需求尚未被满足

女性群体产后康复管理服务需求尚未得到充分满足。调查结果显示，94.9%被调查女性知道至少一种产后康复服务项目，49.0%的被调查女性经常主动搜索产后康复服务信息，超九成被调查女性表示需要至少一种产后康复服务项目。目前产后康复管理服务项目大多集中在产后照料和身体机能恢复方面，产后心理健康和社会适应方面的服务项目很有限。

权威可信的、具有一定专业化服务水准的产后康复管理指导非常稀缺。产后康复管理指导提供的是一种情境化的知识，以促进行为改变为目的。需要专业人员将科学知识转化为适合产后女性的行动方案，并协助其提高应用能力。从产后康复管理指导需求来看，产后康复运动、健康饮食和产后护理指导是需求最强烈的三类。66.0%的被调查女性表示需要产后康复运动指导。被调查女性普遍意识到运动对产后康复的重要性，但女性参与运动的比例从孕前七成降至产后五成左右，运动频率和时长都明显减低。从意识到行动之间的落差，意味着产后康复管理指导这种服务形式的稀缺或服务的专业化水平不足。公共卫生服务机构和相关健康服务企业应当加强对女性群体的产后康复管理指导，帮助女性提高自我照顾的能力。

产后不同阶段女性需要更有针对性的产后康复管理服务项目。从调查结果来看，城市女性进行产后康复管理的阶段已经从产褥期向后大大延伸，产后不同阶段女性对于产后康复管理有不同的需要。调查显示，产褥期的女性需要获得产后护理指导和母乳喂养指导；产后6个月内的女性希望获得产后康复运动指导；产后1年内的女性在产后护理指导和心理健康指导方面的需求相对更高；产后1年以上的女性更需要饮食营养搭配指导和计划生育指导。

（四）产后女性形体健康管理需求突出

产后形体康复成为产后女性身体康复管理中的热点问题。数据显示，47.4%的被调查女性将身材变形归为产后身心不适。96.2%的被调查女性表示愿意接受科学有效的产后形体康复管理服务。从客观测量结果来看，三成以上被调查女性体重异常：4.5%的被调查者体重过低；超重比例为26.4%；肥胖比例为4.9%。以形体健康指数（BHI）评估的结果来看，四成女性形体健康指数（BHI）处于不太理想的水平。说明无论从被调查者的主观感受还是实地测量的结果来看，一部分女性产后形体健康管理状况确实有待改善。

超重和肥胖是目前主要的全球性健康问题，生育造成的产后体重滞留，是近年来公共健康领域关注的新课题。肥胖可诱发多种退行性疾病如胰岛素抵抗、高血压、高尿酸血症、动脉粥样硬化以及增加癌症风险。在世界卫生组织的全球监测中，每个监测点女性肥胖发生率均高于男性。孕期体重增加更容易导致中心性脂肪堆积，给身体健康带来的风险更大。[1]

形体健康管理不仅与身体健康指标有关，也影响产后心理健康。

---

[1] 李丽佳：《妇女产后体重变化趋势及其影响因素研究》，安徽医科大学硕士学位论文，2015，第68页。

研究认为，体重或身体质量指数（BMI）成为产后抑郁的风险指标之一。[1][2]从本次调查数据中也可以观察到体形改变对产后女性的自信、胜任感等存在影响。

调查发现，被调查女性的形体健康认知水平是积极的、成熟的，她们所追求的形体健康并不是舆论中批评的那种以牺牲健康为代价的"病态美"。生育带来的形体改变增加了女性的疾病风险，也给女性带来了心理层面的困扰，如何为产后女性提供科学有效的形体健康管理，需要引起公共卫生服务机构和相关健康服务企业的重视。

（五）产后女性心理健康管理需求迫切

产后女性迫切需要心理健康支持和服务。被调查女性中，产后抑郁发生率为7.4%～17.8%，与国内相关研究报告的5.0%～20.0%情况类似。17.7%被调查女性明确提出需要产后心理健康指导。

调查发现，健康生活方式、家庭支持和社会支持与产后抑郁发生率有关。从形成负面情绪的原因来看，产后女性面临的压力来自育儿、家庭、社会多个层面。过高的压力是造成抑郁情绪的重要原因之一，通过对被调查女性应对压力方式的研究发现，产后女性缺乏对良好减压方式的认知，侧面反映了心理健康教育和知识普及的不足。健康的生活方式有助于缓解产后女性的心理压力，有利于产后女性的心理健康，积极应对压力和负性生活事件也有助于缓解产后女性的抑郁情绪。

产褥期之外的女性心理健康问题需要引起高度重视。调查意外发现，产褥期之后的女性，抑郁发生率并未降低，甚至高于产褥期抑郁发生率。当前应用产后抑郁量表（EPDS）对产后抑郁的筛查，通常集

① 王永等：《产妇产后抑郁症相关因素与母亲角色适应、社会支持分析》，《精神医学杂志》，2021年第2期，第160～163页。
② 张丽华等：《产妇家庭关怀度以及育儿胜任感与产后抑郁的关系》，《中国健康心理学杂志》，2021年7月12日，https://kns.cnki.net/kcms/detail/11.5257.R.20210709.1740.006.html。

中于孕期、围产期和产褥期。这些研究通常是由医疗卫生部门做的，对产后抑郁的筛查评估主要集中在孕产妇系统保健阶段。由于产后康复管理对"产后"的定义比产褥期大大延长了，本次调查对象包括了不同产后阶段的女性。产后抑郁量表（EPDS）评分与产后不同阶段被调查女性的交叉分析显示，产褥期之后至产后1年内产后抑郁发生率甚至高于产褥期。产后1年以上，被调查女性的产后抑郁发生率与产褥期基本持平。由于产褥期之外的女性已经脱离了孕产期系统保健的监测与服务范围，这部分人的心理健康支持和服务基本处于空白状态。

（六）产后家庭和社会支持力度不足

从生活满意度来看，被调查女性总体上能够较好完成产后社会适应过程，但是女性在产后阶段得到的家庭和社会支持不足。以家庭支持为例，尽管我们看到双方祖辈都尽力参与新生儿与产妇的照料，但大多数新生儿照料还是由产妇承担的。丈夫对产妇和新生儿的照料严重不足。从数据来看，由孩子父亲照顾产后女性的比例为11.9%，白天照顾孩子的比例仅为1.6%，晚上照顾孩子的比例仅为2.3%。17.2%的产妇在产生负面情绪的原因中选择了丈夫协作不得力。可见在产后阶段，仍然受传统的性别分工影响，父亲在育儿和产后女性照顾方面承担的责任少，这也是造成被调查女性产后负面情绪的重要原因。从家庭支持的角度，提升父亲的参与度，有助于女性产后心理康复，提升孩子父亲的育儿支持能力将成为促进女性产后康复的重要途径，父亲育儿支持或父职教育应当在产后康复指导中占有一定权重。

超过80.0%的被调查者因母亲角色遭遇过负面社会评价或负性社会事件（如被迫转岗或主动放弃工作）。主要表现为产后难以平衡个人职业发展和母亲角色，以及社会对于女性承担母职的过高期待。需要对女性友好和性别公正的社会文化、职场文化支持女性完成产后的社会适应过程。

迎接新生命不仅仅是女性个人承担的义务，而是整个家庭和全社会共同担负的责任，应当给予产后女性特别的支持和扶助。产后阶段，女性在身体、心理、社会适应三个层面均处于脆弱状态，在社会适应方面，产后女性面临着社会关系和角色的重大调整，女性面临着适应或重新适应母亲角色和重新安排生活的巨大压力。被调查女性对于产假政策的矛盾心态集中体现了女性面临的处境。被调查女性不希望延长产假的原因为"在家带孩子比上班还累""担心长时间放假不能适应单位的工作""长时间产假没有固定的收入来源""担心因为长期的产假而遭到单位的调岗解雇"等。育儿压力、平衡母亲角色与个人发展、家庭经济压力、就业压力等诸多问题同时降临到产后女性头上。对于女性产后的社会适应挑战，家庭和社会需要给予更多的理解和支持。

（七）需要整体社会联动，为女性提供综合性的产后康复管理社会服务

产后康复管理体现了健康观念和公共卫生服务理念的转变。国务院《关于实施健康中国行动的意见》（2019）指出，未来我国健康事业将从以"疾病"为中心向以"健康"为中心转变；从注重"治已病"向注重"治未病"转变；从依靠卫生健康系统向社会整体联动转变。

产后康复管理社会服务需要以女性为中心的视角，为产后女性及其家庭提供系统性、全方位的产后康复支持服务体系。从女性产后健康管理的需要来看，需要为女性提供综合性的，集身体、心理、社会三方面健康管理需求于一体的综合性产后健康管理社会服务，需要科学专业的产后康复管理服务和规范的行业服务标准，需要普惠型产后保健服务与个性化产后康复服务并重。

从需求侧来看，77.4%的被调查女性将技术专业作为选择产后康复服务时的首要因素，科学和专业成为被调查女性选择产后康复服务机构时的关键考量。从服务侧来看，当前产后康复服务项目过度集中在身体机能恢复方面，服务内容同质化，服务形式缺少创新。产后康复服务项目的效果、服务质量、价格管理缺少标准和评估，也导致一些女性对产

后康复服务持谨慎的态度。

产后康复管理服务需要通过不断的科技和服务创新，适应女性群体不断升级的新需求，全面满足产后女性和家庭的需要，提高产后女性生活质量。从国家层面，需要加强对产后康复管理社会服务的专业规范和管理，确保服务质量，为产后女性和家庭提供高质量、科学有效的服务。

执笔：李旃涛（见主要作者简介）

数据分析：范建斌，北京兰超形体健康管理科技研究院知识共享研究中心主任，北京兰超科技集团有限公司市场营销总监，管理学硕士研究生，毕业于北京大学光华管理学院，曾任蓝色光标公关总监、海尔集团品牌总监、老虎证券市场总监等职，长期从事消费者心理与行为研究、品牌建设与传播工作。2009～2010年与世纪佳缘婚礼网站联合策划并组织撰写了《中国青年婚恋观调查报告》，2017～2019年与腾讯网等联合策划并组织撰写了《中国港股投资者调查报告》。**李洁（见主要作者简介）**

数据处理：闫鹏飞，兰超集团技术研发中心及集团旗下智能硬件业务有形儿科技（北京）有限公司负责人，具有多年超大型信息化系统、自动化系统工程研发与管理经验，已获得多项发明专利和软件著作权。目前在兰超科技集团主导超大型系统架构、大数据工程及智能硬件研发等项目，取得了丰富成果。**杨景龙**，兰超科技集团算法工程师，毕业于山西师范大学数学与应用数学专业，曾作为交换生留学韩国国立木浦大学，研究方向为大数据与人工智能，获得多项发明专利、实用新型专利等。目前在兰超科技集团主要承担算法工程、数据挖掘与人工智能等方面的工作。

产后康复经历与认知的
代际差异调查报告

兰超形体健康管理科技研究院调查数据中心

　　新中国成立以来，中国女性的社会地位和健康水平发生了巨大变化，妇幼健康水平不断提高。随着经济和社会发展，不同代际女性群体的生育经历及其享有的医疗保健服务存在明显的差异，同时，她们的性别观念、生育健康知识水平也带有明显的时代烙印。长久以来，女性被赋予生育和养育的责任，与生育有关的话题却在文化中成为某种禁忌，很难公开讨论，生育健康知识和相关保健行为成为某种在女性群体内部世代传承的经验。

　　为了解不同历史阶段产后女性群体对于产后康复认知和经历的差异，在调查当前城市女性产后康复需求和服务状况的同时，2021年2月，课题组通过手机电子问卷的方式，邀请了119位在20世纪70～90年代（下文简称70年代、80年代、90年代）有过生育经历的女性，了解其产后经历和对产后康复的认知，并与本书中《中国城市女性产后康复管理需求状况调查报告》的相关数据进行比较，以呈现女性群体产后康复经历和认知的代际差异。

153

由于目标是了解女性的产后康复经历和认知，在本报告中，"老一代"女性和"新一代"女性不是以被调查女性的年龄，而是以最近一次生育的年份为标准区分的，即最后一次生育在1970~1999年的女性被视作"老一代"女性（以下简称"老一代"），这一历史阶段，受计划生育政策影响，一胎率较高。将《中国城市女性产后康复管理需求状况调查报告》中最近1~2年内有过生育经历的被调查女性视作"新一代"女性（以下简称"新一代"），无论其出生年龄。从两组女性的平均年龄差距来看，"老一代"女性可视为"新一代"女性的母辈。"老一代"被调查女性的调查数据使用SPSS软件进行数据筛查、逻辑检验和统计分析。

一 "老一代"被调查女性的基本情况和生育经历

1. 年龄：平均65岁，六成以上是"50后"

被调查女性平均年龄65岁，中位数是67岁，年龄最大的75岁，最小的43岁。其中，70年代出生的（70后），占6.7%；60年代出生的（60后），占12.6%；50年代出生的（50后），占63.9%；40年代出生的（40后），占16.8%（见表1）。

表1　年龄分布

单位：人，%

年龄段	计　数	百分比
1970~1979年（70后）	8	6.7
1960~1969年（60后）	15	12.6
1950~1959年（50后）	76	63.9
1940~1949年（40后）	20	16.8
总　计	119	100.0

2. 受教育程度：八成拥有大专及以上学历

被调查女性的受教育程度比同年龄段的女性高，其中拥有大专及以上学历的占81.5%。受教育程度为初中的，占2.5%；高中/中专的，占16.0%；大专的，占31.1%；本科的，占42.9%；硕士及以上的，占7.6%（见表2）。

放回时代背景来看，"老一代"样本的受教育程度明显偏高，样本群体应属于同时代女性中的"精英"。结合职业类型来看，"老一代"样本与同时代的女性群体相比，具有较高的社会经济地位，在生活质量、知识观念以及所能享有的妇幼保健水平来看，应当都远高于同时代女性的普遍标准。

表2 受教育程度

单位：人，%

受教育程度	计 数	百分比
初 中	3	2.5
高中/中专	19	16.0
大 专	37	31.1
本 科	51	42.9
硕士及以上	9	7.6
总 计	119	100.0

3. 职业：六成在体制内服务

受时代差异影响，被调查女性的职业（包括退休前的职业）类型以体制内从业者居多，公务员（含军人、警察）/事业单位的，占63.0%；企业/公司职员的，占26.9%；自由职业/个体经营者的，占3.4%；体力劳动者的，占0.8%；全职主妇的，占1.7%；其他的，占4.2%（见表3）。

表3　职业类型

单位：人，%

职业类型	计数	百分比
公务员（含军人、警察）/事业单位	75	63.0
企业/公司职员	32	26.9
自由职业/个体经营者	4	3.4
全职主妇	2	1.7
体力劳动者	1	0.8
其　他	5	4.2
总　计	119	100.0

4. 生育子女数：九成仅生育1个孩子

被调查女性大多数生育1个子女，占91.6%；生育2个孩子的，占8.4%，没有生育2个以上孩子的情况（见表4）。

表4　生育子女数

单位：人，%

生育子女数	计数	百分比
1个孩子	109	91.6
2个孩子	10	8.4
总　计	119	100.0

5. 生育年代：五成以上80年代生育

本次调查主要反映女性在20世纪70~90年代的生育经历和产后康复认知情况。被调查女性最后一次生育年份的分布情况是，70年代生育的，占26.1%；80年代生育的，占56.3%；90年代生育的，占17.6%（见表5）。从人口政策上看，被调查女性大部分是经历了比较严格的独生子女政策的那一代女性。

表5　最后一次生育的年代

单位：人，%

生育年代	计数	百分比
70年代	31	26.1
80年代	67	56.3
90年代	21	17.6
总　计	119	100.0

6. 生育年龄：最后一次生育时平均为28周岁

被调查女性最后一次生育时，平均年龄为28周岁，最大的41周岁，最小的22周岁。二胎经产妇的平均生育年龄为29.7周岁，最大的为41周岁，最小的为27周岁；初产妇平均生育年龄为27.9周岁，最大为38周岁，最小的21周岁（见表6）。

"老一代"被调查女性的平均生育年龄明显高于同时代女性。研究显示，1970～2000年，我国女性生育一孩的平均年龄约为24岁。[1]受教育程度越高，女性平均生育年龄越大。[2]"老一代"被调查女性平均生育年龄偏高，应受样本群体受教育程度偏高的影响。

表6　生育年龄与胎次

单位：周岁

胎　次	平均值	最大值	最小值
初　产	27.9	38	21
二胎经产	29.7	41	27
总　体	28.0	41	22

<hr>

[1] 宋健、张婧文：《孩次、生育时间与生育水平——基于中日韩妇女平均生育年龄变动与差异的机制研究》，《人口研究》，2017年第3期，第3～14页。

[2] 饶健：《我国受教育程度不同的女性其平均生育年龄情况分析》，《劳动保障世界》，2019年第9期，第75、77页。

7. 生活居住地：八成以上是大中城市

被调查女性最后一次生育时生活在大中城市的，占84.0%；生活在小城市（含县城）的，占14.3%；生活在农村的，占1.7%（见表7）。因而，调查反映的"老一代"的情况主要是城市女性的产后康复认知和产后经历。

表7　最后一次生育时的生活居住地

单位：人，%

最后一次生育时生活居住地	计数	百分比
大中城市	100	84.0
小城市（含县城）	17	14.3
农　村	2	1.7
总　计	119	100.0

8. 分娩地点：七成以上在公立综合医院分娩

被调查女性在公立综合医院分娩的，占71.4%；在公立妇产医院/妇幼保健院分娩的，占27.7%；在家里分娩的，占0.8%，没有在民营医院/私人诊所分娩的情况（见表8）。

表8　分娩地点

单位：人，%

分娩地点	计　数	百分比
公立综合医院	85	71.4
公立妇产医院/妇幼保健院	33	27.7
家　里	1	0.8
总　计	119	100.0

二 "老一代"被调查女性产后经历与健康状况

1. 产后休息："坐月子"的，占96.6%

绝大多数被调查女性产后得到比较充分的休息，96.6%的被调查女性产后"坐月子"，平均天数为34.7天（见图1）。

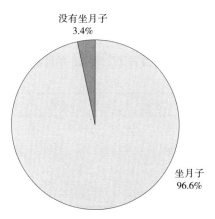

没有坐月子
3.4%

坐月子
96.6%

图1 是否"坐月子"

被调查女性"坐月子"低于30天的，为11.3%；30天的，为56.5%；31～42天的，为10.4%；超过42天的，为21.7%（见表9）。

表9 "坐月子"的天数

单位：人，%

"坐月子"天数	计 数	百分比
低于30天	13	11.3
30天	65	56.5
31～42天	12	10.4
超过42天	25	21.7
总 计	115	100.0

70年代被调查女性"坐月子"的时间最长，平均天数是38.3天，35.5%的被调查女性超过了42天。80年代和90年代被调查女性"坐月子"的天数基本持平（见表10、表11）。

表10 "坐月子"平均天数：年代差异

单位：天

生育者	平均天数
70年代生育者	38.3
80年代生育者	33.1
90年代生育者	32.6
总　体	34.7

表11 "坐月子"天数：年代差异

单位：%

"坐月子"天数	70年代生育者	80年代生育者	90年代生育者	总计
不到30天	9.7	12.3	10.5	11.3
30天	41.9	60	68.4	56.5
31~42天	12.9	7.7	15.8	10.4
超过42天	35.5	20	5.3	21.7

2. 产后复查：接受过产后健康检查的仅一半

在"老一代"女性中，50.4%的被调查女性表示在产褥期结束后去医院接受过产后健康检查，49.6%表示没做过产后健康检查（见表12）。

表12 接受产后健康检查情况

单位：人，%

产后健康检查	计数	百分比
做　过	60	50.4
没做过	59	49.6
总　计	119	100.0

数据显示，随着时代的发展、孕产妇系统保健水平的提高，产后复查率不断提高。其中70年代被调查女性接受产后健康检查的比例最低，为45.2%；80年代的，为50.7%；90年代的，为57.1%（见图2）。

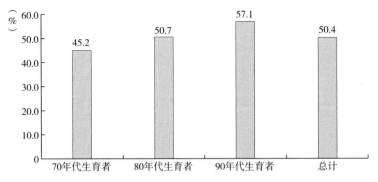

图2 接受产后健康检查：生育年代差异

3. 产后健康指导：接受过医生指导的不足三成

"老一代"女性中，接受过专业产后健康指导的比例较低。在全部被调查女性中，明确表示接受过医生产后健康指导的，为29.4%（n=119）。从不同生育年代来看，80年代生育的被调查女性接受过产后健康指导的比例最高，为32.8%；70年代生育的，为25.8%；90年代生育的比例最低，为23.8%（见图3）。

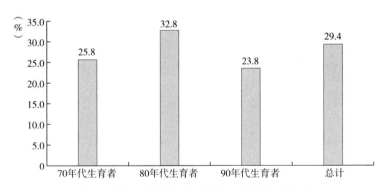

图3 接受产后健康专业指导：生育年代差异

4. 健康状况：出现产后身心不适症状的占七成以上

从"老一代"女性的产后健康状况来看，全部被调查女性中，73.9%出现过一种以上的身心不适症状。按生育年代来看，90年代生育的被调查女性出现产后身心不适症状的比例最高，为76.2%；其次为70年代生育的，为74.2%；80年代生育的，比例最低，为73.1%（见图4）。

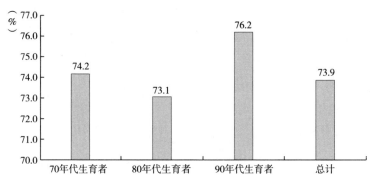

图4 产后身心不适自我报告率：生育年代差异

在出现产后身心不适症状的被调查女性中，50.0%的人出现过"妊娠纹"；47.7%"体型严重改变"；31.8%出现过"各类疼痛"；29.5%出现过"消化系统问题"；13.6%出现过"大小便失禁"的情况；9.1%"心情抑郁"；5.7%出现过"盆底器官脱垂"；4.5%出现过"性生活不适"的情况（n=88）（见图5）。

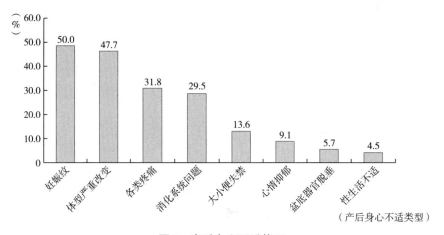

（产后身心不适类型）

图5 产后身心不适状况

从生育年代差异来看，70年代生育的被调查女性出现的产后不适症状主要是"妊娠纹"（56.5%）、"体型严重改变"（34.8%）、"消化系统问题"（34.8%）等；80年代生育的被调查女性出现的主要问题是体型严重改变（53.1%）、"妊娠纹"（44.9%）、"各类疼痛"（34.7%）、"消化系统问题"（26.5%）等；90年代生育的被调查女性出现的主要问题是"妊娠纹"（56.3%）、"体型严重改变"（50.0%）、"各类疼痛"（43.8%）、"消化系统问题"（31.3%）和"大小便失禁"（25.0%）等。自我报告产后"心情抑郁"的比例，在70年代至90年代生育的被调查女性中，分别为8.7%、10.2%和6.3%（见表13）。

表13　产后身心不适症状：年代差异

单位：%

产后身心不适类型	70年代生育者	80年代生育者	90年代生育者
妊娠纹	56.5	44.9	56.3
体型严重改变	34.8	53.1	50.0
消化系统问题	34.8	26.5	31.3
各类疼痛	17.4	34.7	43.8
大小便失禁	8.7	12.2	25.0
性生活不适	0.0	4.1	12.5
盆底器官脱垂	0.0	6.1	12.5
心情抑郁	8.7	10.2	6.3

5. 长期影响：当前仍有生育相关健康问题的为13.4%

调查结果显示，有13.4%的被调查女性表示当前仍然存在产后遗留的身体健康问题，63.0%的被调查女性表示产后没有遗留的身体健康问题，23.5%的被调女性表示"说不清"（见图6）。被调查女性自我报告当前存在的与生育有关的健康问题包括：子宫脱垂切除后仍有残端脱垂；分娩时宫缩不足导致绝经前月经出血过多；剖宫产导致子宫内膜异位；剖宫产疤痕严重，长期感觉不适；分娩侧切带来的问题；风湿；关节疼痛；腰背疼痛；产后腹肌和皮肤松弛未能恢复；等等。

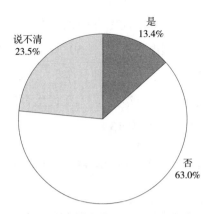

图6 生育对身体健康的长期影响

从生育年代差异来看，存在与生育有关健康问题比例最高的是70年代生育的被调查女性，为16.1%，80年代生育的被调查女性其次，为13.4%，90年代生育的被调查女性自我报告仍然存在与生育有关健康问题的比例最低，为9.5%（见图7）。

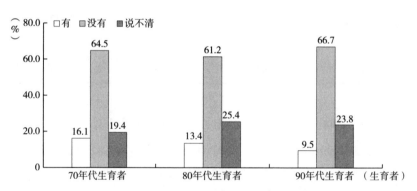

图7 生育对健康的长期影响：生育年代差异

6. 健康观念：对产后身体不适"守口如瓶"的占3.1%

在明确表示受产后身体不适困扰的被调查女性中，有3.1%的人对自己的情况多年来始终守口如瓶。被调查女性可以谈论自己产后身体不适的对象主要是女性亲友（51.4%），其次是母亲或丈夫，均为24.3%，还有10.8%的被调查女性和子女谈论过，和医生谈论过这方面健康问题的，只有8.1%（n=74）（见图8）。

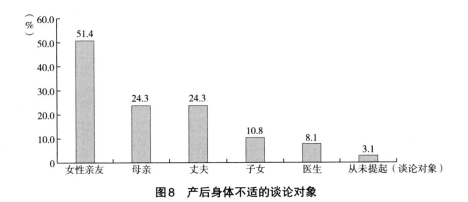

图8　产后身体不适的谈论对象

总体来看，生育年代越晚，被调查女性越有可能因为产后身体不适寻求他人的支持，选择自己"默默忍受"的比例越低。在出现产后身体不适症状的被调查女性中，70年代生育者从未和任何人提起的比例最高，为35.3%；90年代生育者的比例最低，为28.6%；80年代生育者居中，为30.2%。

在不同生育年代的被调查女性中，女性亲友均为最重要的寻求支持的对象，比例从70年代生育者的47.1%升至90年代的57.1%；其次是母亲，比例为21.4%~25.6%。寻求丈夫支持的情况70~80年代差异最大，从70年代的5.9%跃升至80年代的30.2%。寻求医生支持的情况在90年代发生了明显的改变，从70年代的5.9%、80年代的4.7%跃升至21.4%（见表14）。

表14　产后身体不适的谈论对象：生育年代差异

单位：%

谈论对象	70年代生育者	80年代生育者	90年代生育者
女性亲友	47.1	51.2	57.1
母　亲	23.5	25.6	21.4
丈　夫	5.9	30.2	28.6
医　生	5.9	4.7	21.4
子　女	0.0	16.3	7.1
从未提起	35.3	30.2	28.6

7. 健康行为: 产后出现严重问题的"老一代"女性就医比例低

调查以对产妇生活质量影响较大的盆底肌问题为例,在自我报告"产后出现因咳嗽、打喷嚏、大笑、跳跃产生漏尿"的被调查女性中,83.3%的人评估自身症状的严重程度已经"影响日常生活",但在她们中间仅有25.0%的被调查女性因此寻求过医疗帮助,"有过治疗"。66.7%的被调查女性表示,如果自己知道针对这种问题有安全有效的治疗手段,她们"愿意治疗"(见图9)。

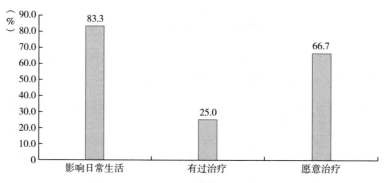

图9 盆底肌问题的影响及处理

8. 自我评估: 认为生育对自身健康没影响的占六成

61.3%的被调查女性认为生育对自身健康没有影响;20.2%认为生育对自己的身体健康"有影响,主要是正面影响";18.5%认为生育对自己的身体健康"有影响,主要是负面影响"(见表15)。

从生育年代来看,被调查女性对生育和健康的观点存在明显的差异。在80年代生育的被调查女性中,认为生育对自身健康"没有影响"的比例最高,为70.1%;其次是70年代生育的被调查女性,为58.1%;比例最低的是90年代生育的被调查女性,为38.1%。认为生育带来负面影响的比例随着生育年代的推移倍增,70年代生育的被调查女性认为生育"有影响,主要是负面影响"的,仅为9.7%;80年代的,为17.9%;90年代的,为33.3%。70年代生育的被调查女性持生育对健康"有影响，主要是正面影响"的比例最高，为32.3%；其次是90年代生育的，为28.6%；80年代生育的被调查女性的比例最低，为11.9%（见表15）。

表15　生育对健康影响的自我评价

单位：%

生育影响	70年代生育者	80年代生育者	90年代生育者	总计
有影响，主要是正面影响	32.3	11.9	28.6	20.2
有影响，主要是负面影响	9.7	17.9	33.3	18.5
没有影响	58.1	70.1	38.1	61.3

三　"老一代"被调查女性产后康复认知与经验传承

1. 康复知识：注意"保暖"

在20世纪70～90年代生育的被调查女性中，有5.9%的人表示自己对产后康复知识一无所知，"什么都没听说过"（n=119）。从生育年代来看，这些人都是80年代生育的女性。

在对产后康复知识有所了解的被调查女性中，注意"保暖"是她们中间流传最广的产后康复知识。96.4%的被调查女性听说过，产后需要保暖，"不能碰凉水和吹风"；60.7%听说过产后需要加强营养，"食补"，比如喝养生粥、养生汤水等；31.3%听说过产后应当多休息，多"睡觉"；25.0%听说过产后要进行适量"运动"，有助于恢复健康；24.1%听说过后应当"束腹"，以促进腹腔内器官复位，比如戴束腹带，或用棉布将腹部缠紧；3.6%听说过产后"中药调理"；2.7%听说过专门的"产后康复课程"；0.9%听说过产后"中医理疗"，比如推拿、针灸、拔罐、艾灸等（n=112，见图10）。

从年代差异来看，被调查女性对产后康复知识的了解，差异主要表现在"产后康复课程""中医理疗"和"运动"这三项，其他各项内容的差异不大。70年代和80年代生育的被调查女性中，没有人听说过专

167

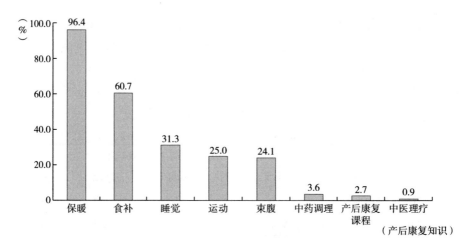

图10　对产后康复知识的了解

业的"产后康复课程",而90年代生育的被调查女性中,有14.3%听说过此项内容;被调查女性中了解"运动"能恢复健康的比例,随时间推移明显增加,从70年代的12.9%增长到90年代的33.3%;除了70年代生育的被调查女性外,80年代和90年代生育的被调查女性,没有听说过"中医理疗"能恢复产后健康(见表16)。

表16　产后康复知识:生育年代差异

单位:%

内　容	70年代生育者	80年代生育者	90年代生育者
保　暖	96.8	96.7	95.2
食　补	58.1	61.7	61.9
睡　觉	32.3	28.3	38.1
束　腹	22.6	23.3	28.6
运　动	12.9	28.3	33.3
中医理疗	3.2	0.0	0.0
中药调理	3.2	3.3	4.8
产后康复课程	0.0	0.0	14.3

2. 知识来源：女性群体中的代际传承

调查结果显示，70～90年代生育的被调查女性其产后康复知识主要来自女性群体内部，通过女性群体中的代际传承。来自专业人士（医生）和专业知识（自己看书学习）的比例均未超过一半。具体来看，81.3%的被调查女性产后康复知识来源于"妈妈/婆婆/女性长辈"；42.0%的被调查女性通过"自己看书学习"；第三位的是来自"医生"，比例为37.5；29.5%的被调查女性表示知识来自"闺蜜/朋友/同事"；12.5%来源于"家中姐妹"；5.4%来源于其他渠道，比如家乡习俗等（n=112，见图11）。

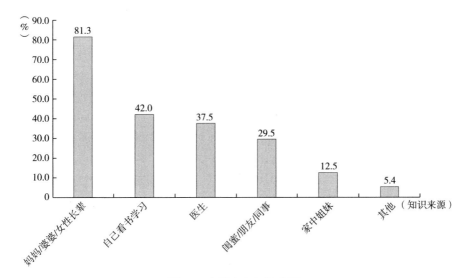

图11 产后康复知识来源

产后康复知识来源的年代差异主要体现在专业人士（医生）和专业知识（自己看书学习）两个方面。在90年代生育的被调查女性中，57.1%的被调查女性可以从"医生"那里获得产后康复知识，也有同样比例的人能够通过看书学习获得产后康复知识；70年代和80年代生育的被调查女性中，从"医生"那里得到产后康复知识的，分别为38.7%和26.9%；70年代和80年代生育的被调查女性通过"自己看书学习"获取产后康复知识的比例在35%左右。产后康复知识来源的年代差异表明，在90年代，无论是女性个体的产后康复观念、意识还是女性能够获得的专业支持都发生较大进步（见表17）。

表17　产后康复知识来源：生育年代差异

单位：%

知识来源	70年代生育者	80年代生育者	90年代生育者
妈妈/婆婆/女性长辈	74.2	79.1	71.4
自己看书学习	35.5	35.8	57.1
医　生	38.7	26.9	57.1
闺蜜/朋友/同事	32.3	26.9	23.8
家中姐妹	6.5	11.9	19.0
其　他	6.5	6.0	0.0

3. 产后康复认知：女性需要科学的产后康复

我们通过7个包含正反双向的语句测量题，了解被调查女性对"产后康复"和"产后康复服务"的理解和态度。支持度最高的4项分别是：97.5%的被调查女性同意"产后康复不一定非要花钱，关键要有科学的知识和正确方法"；86.6%的被调查女性同意"对自己好点儿是对的，产后康复做了比不做的强"；81.5%的被调查女性同意"如果我有女儿，我一定让她接受产后康复服务"；61.3%的被调查女性同意"生育对健康有影响，产妇需要从生理到心理的全面疗愈和服务"。

从认知层面看，被调查女性理解产后康复的关键词是"科学"。几乎所有被调查女性都认为，产后康复是建立在科学知识和方法的基础上的。从态度的层面看，她们更倾向于接纳"产后康复"和"产后康复服务"。大多数被调查女性从女性的主体意识出发，认为给予自身更好的照顾是有必要的；生育对女性的健康有影响，产后需要身心全面的疗愈，因而女性有必要进行产后康复。尽管这一代人没有机会接受产后康复服务，但超过八成的被调查女性表示，她们愿意让自己的"女儿"接受产后康复服务。对"现在所谓的产后康复服务大多在收'智商税'"，被调查女性意见分歧比较大，39.5%的人表示难以判断，25.2%的人表示同意，35.3%的人表示不同意。

有一定比例的被调查女性对产后康复持相对负面的态度。其中，47.9%的人同意"专门的产后康复没必要，生育不是生病，身体会自我恢复"；34.5%的人认为"现在的年轻人太娇气，以前妇女生那么多孩子也没听说产后康复"。可以看出，在"老一代"被调查女性中仍有一部分人采纳"生育是一种自然过程"的观念，并受限于自身的经验，认为当下年轻女性夸大了生育以及产后康复对女性健康的影响。

从生育年代差异来看，生育年代越靠近现在，被调查女性越倾向于接受生育并不是一个"自然"的过程，越倾向于认同生育过程对女性健康的影响，越倾向于接纳产后康复概念和服务。90年代生育的被调查女性中只有33.3%同意"专门的产后康复没必要，生育不是生病，身体会自我恢复"，而70年代和80年代生育的被调查女性中这一比例在50%左右。90年代生育的被调查女性中，71.4%的人认为"生育对健康有影响，产妇需要从生理到心理的全面疗愈和服务"，比例明显高于70年代和80年代生育的被调查女性。90年代生育的被调查女性更倾向于为产后康复服务付费，她们也更愿意支持自己的下一代接受产后康复服务（见表18）。

表18　产后康复认知：生育年代差异

单位：%

产后康复认知	人群	同意	不同意	说不清
专门的产后康复没必要，生育不是生病，身体会自我恢复	总　体	47.9	37.8	14.3
	70年代生育者	48.4	35.5	16.1
	80年代生育者	52.2	31.3	16.4
	90年代生育者	33.3	61.9	4.8
生育对健康有影响，产妇需要从生理到心理的全面疗愈和服务	总　体	61.3	14.3	24.4
	70年代生育者	61.3	16.1	22.6
	80年代生育者	58.2	14.9	26.9
	90年代生育者	71.4	9.5	19.0

产后康复认知	人群	同意	不同意	说不清
现在的年轻人太娇气，以前妇女生那么多孩子也没听说产后康复	总　体	34.5	42.0	23.5
	70年代生育者	29.0	41.9	29.0
	80年代生育者	37.3	40.3	22.4
	90年代生育者	33.3	47.6	19.0
现在所谓的产后康复服务大多在收"智商税"	总　体	25.2	35.3	39.5
	70年代生育者	19.4	38.7	41.9
	80年代生育者	29.9	29.9	40.3
	90年代生育者	19.0	47.6	33.3
对自己好点儿是对的，产后康复做了比不做的强	总　体	86.6	3.4	10.1
	70年代生育者	87.1	0.0	12.9
	80年代生育者	88.1	3.0	9.0
	90年代生育者	81.0	9.5	9.5
产后康复不一定非要花钱，关键要有科学的知识和正确方法	总　体	97.5	0.0	2.5
	70年代生育者	100.0	0.0	0.0
	80年代生育者	98.5	1.5	0.0
	90年代生育者	90.5	9.5	0.0
如果我有女儿，我一定让她接受产后康复服务	总　体	81.5	5.9	12.6
	70年代生育者	80.6	3.2	16.1
	80年代生育者	80.6	6.0	13.4
	90年代生育者	85.7	9.5	4.8

4. 经验传承：愿意和"女儿"讨论生育话题的占85.2%

我们以开放回答的方式，询问这些"老一代"女性，"如果有女儿的话，您将如何跟她谈论生育有关的话题？"共有93位被调查女性提供了有效回答，85.2%的被调查女性愿意和"女儿"讨论生育话题，只有14.8%的被调查女性表示"没想过、不谈论、不用说"。针对具体内容进行二次编码的结果显示，45.7%的被调查女性表示，会"用科学的态度、专业的知识讨论生育问题"；35.8%的被调查女性表示会向女儿"讲解产前、产中、产后的具体知识"，而不仅仅是观念；24.7%的被调查女性认为要告诉女儿"生育是正常的生理活动、女人应该干的事";16.0%的被调查女性认为要告诉女儿对待生育应当"顺其自然,不用害怕"(见表19)。

表19　经验传承:与"女儿"谈论生育

单位:%

谈话内容	占比	示例
用科学的态度、专业的知识讨论生育问题	45.7	科学态度公开讨论 科学面对,多和专业产科医生谈,科学操作产后康复 一起讨论,讲科学,谈经验,顺应自然进程 提前储备必要的孕育、生产和育儿知识,保护好自己 听医生信科学拒迷信 同意女儿的意见,如果认为要进行产后康复,那就支持她,必须科学地干预 正确的科学的知识 郑重地谈论 尊重科学,多学习,咨询专业人士,尽量做到优生优育。定期孕检,听医生的话。科学坐月子,摒弃陋习,努力恢复身体
讲解产前、产中、产后的具体知识	35.8	从产前、产中及产后康复讲 要掌握产前产后科学知识,要进行产后康复训练 注意保暖。认真坐月子,不流产 产前定期检查,营养均衡,做适合孕期的瑜伽运动,保持好的心态。产后要做正规的康复运动 自己的经验得失,依据女儿的身体情况提建议 如果我有女儿会告诉她生育的注意事项
生育是正常的生理活动、女人应该干的事	24.7	生育是女人的天职,哺乳是母亲的义务 生育是正常的生理现象。生儿育女,能完善母亲的性格,更全面、深刻地了解人生 生儿育女是公民对社会应尽的义务,生命的意义是造就新的生命,也是做母亲的伟大之处,一个女人不为人母是人生之憾事
顺其自然,不用害怕	16.0	顺其自然,不必紧张焦虑 很正常地生活工作就行
没想过、不谈论、不用说	14.8	没有谈论 不知道怎么说 不知道怎么形容 现在的孩子们不用说,她们比我们知道的多

代际交流方式从生育年代差异来看，主要表现在70年代生育的被调查女性更倾向于相信生育是一个自然的过程，是女性的义务，并更意愿与"女儿"交流生育问题；80年代生育的被调查女性更倾向于向"女儿"传授自身经验和具体知识；90年代生育的被调查女性更愿意采纳科学态度、专业知识与"女儿"讨论生育问题，同时她们更少持有"生育是女人应该做的事"，应"顺其自然"的观点（见表20）。

表20　经验传承：生育年代差异

单位：%

交流的内容及观点	70年代生育者	80年代生育者	90年代生育者
科学专业	52.4	39.1	57.1
具体知识	28.6	39.1	35.7
顺其自然	23.8	13.0	14.3
生育是女人应该做的事	23.8	28.3	14.3
不用说	19.0	13.0	14.3

四　"老一代"与"新一代"被调查女性产后康复认知的差异

1. 样本的结构差异

下面从主要人口指标来看"老一代"与"新一代"两组人群的主要差异与联系。

从两组人群的年龄来看，"老一代"可被视为"新一代"的母辈。"老一代"被调查女性年龄平均值为65岁，中位数为67岁。"新一代"被调查女性年龄平均值为34岁，中位数为32岁。

从生育时的主要生活居住地来看，两组人群都属于城市女性群体。"老一代"被调查女性中，98.3%生育时是在城市生活居住。"新一代"被调查女性均在城市生活居住。

两组人群的受教育水平都比较高，"老一代"被调查女性大专及以上学历的比例高于"新一代"的比例。

两组人群的主要职业类型存在较大差异。"老一代"被调查女性以体制内从业者为主，为63.0%，26.9%是企业/公司职员，3.4%是自由职业/个体经营者。而"新一代"的职业类型更为分散和多元，以企业/公司职员、自由职业/个体经营者、全职主妇以及体制内从业者为主。两组人群从职业类型上看，企业公司职员的比例相当，体制内从业者和自由职业/个体经营者的差异大，并且在"老一代"中没有全职主妇。"老一代"和"新一代"在职业类型上的差异，某种程度上也反映了时代的差异（见表21）。

表21　主要人口指标的代际差异

人口指标	老一代	新一代
年龄（周岁）	均值：65 中位数：67	均值：34 中位数：32
主要生活居住地：城市比例（%）	98.3	100.0
受教育程度：大专及以上学历比例（%）	81.5	65.8
主要职业类型（%）	体制内从业者：63.0 企业/公司职员：26.9 自由职业/个体经营者：3.4	企业/公司职员：28.2 自由职业/个体经营者：24.7 全职主妇：19.3 体制内从业者：17.0

2. 生育情况的差异

从生育情况来看，两组人群的主要差异表现在生育子女数、生育年龄和分娩地点方面。这些主要差异带有明显的时代特征，反映了"老一代"和"新一代"被调查女性在生育经历和产后康复过程中面临的不同状况。

首先，在生育子女数量上，"老一代"与"新一代"被调查女性存在明显差异。"新一代"被调查女性生育多个子女的情况远多于"老一代"。91.6%的"老一代"被调查女性仅生育1个孩子，生育2个孩子的，为8.4%，没有生育3个子女的情况。将近一半的"新一代"被调查女性生育2个孩子及以上。多子女情况不仅意味着"新一代"被调查女性面临更大的育儿压力，而且在产后康复阶段，"新一代"被调查女性需要处理与"老一代"不尽相同的问题。

其次，从生育年龄差异来看，"新一代"被调查女性的平均初育年龄为26岁，比"老一代"被调查女性低2岁，二孩平均生育年龄为33岁，比"老一代"被调查女性高3岁。

生育年龄对女性妊娠、分娩和产后康复都有重要的影响。妇产科医学研究将35岁以上的产妇定义为高龄产妇，认为我国女性最佳生育年龄是25～29周岁。[①] 尽管这两组人群的平均生育年龄都没有达到"高龄"的标准，但是"新一代"被调查女性中的二胎经产妇生育年龄已经超过最佳生育年龄4岁。

再次，从分娩地点来看，"老一代"和"新一代"被调查女性均主要在公立综合医院分娩，在公立妇产医院及妇幼保健院分娩的比例差异不大。主要差异表现在，部分"新一代"被调查女性从公办医疗服务体系中分流出来，选择了在私立/民营医院分娩（8.6%）。分娩地点的变化表明，与"老一代"相比，"新一代"被调查女性在生育过程中有了更多选择，一部分有消费能力的女性及其家庭有机会获得更细致的产后护理和照料（见表22）。

私立、民营医院的出现表明我国医疗服务市场的供给更加充分和多元，不同的供给主体就医疗服务的质量展开竞争。80年代，国家开始允许社会资本进入医疗服务市场，私立、民营医院迅速发展。截至2021年3月，中国有公立医院1.2万个、民营医院2.4万个，民营医院数量是公立医院的两倍[②]。

---

① 刘佳、徐阳：《女性最佳生育年龄探讨》，《中国妇幼健康研究》，2018年第7期，第865～868页。

② 国家卫生健康委员会：《2021年3月底全国医疗卫生机构数》，2021年5月24日，http://www.nhc.gov.cn/mohwsbwstjxxzx/s7967/202105/4f51366f90d2437a8297ccfc8129d95d.shtml。

表22　生育情况的代际差异

生育情况（单位）	"老一代"	"新一代"
生育子女数（%）	1个孩子：91.6 2个孩子：8.4 3个孩子及以上：0	1个孩子：53.0 2个孩子：41.4 3个孩子及以上：4.9
初育年龄（周岁）	均值：28 最大：38 最小：21	均值：26 最大：43 最小：18
二孩生育年龄 （周岁）	均值：30	均值：33
分娩地点（%）	公立综合医院：71.4 公立妇产医院/妇幼保健院：27.7 私立/民营医院：0.0 家里：0.8	公立综合医院：55.7 公立妇产医院/妇幼保健院：35.7 私立/民营医院：8.6 家里：0.0

3. 产后经历的异与同

（1）产后保健服务：从"成熟期"进入"跃升期"

两代女性享有的产后保健服务体现了我国妇幼保健事业不同发展阶段的变化。2012年以来，我国妇幼健康事业从"成熟期"进入"跃升期"，妇幼健康服务质量和服务的可及性达到了新的水平，妇幼健康工作由"保生存"向"促发展"转变。[1]妇幼健康工作的跃升式发展，使我们难以通过统一数据的标准来衡量两代人产后经历的差异。

如今，"新一代"城市女性不仅可享受更充分的医疗服务供给，产后保健的服务标准也不断提高。在当前我国孕产妇系统保健服务中，产后保健服务包括2次产后访视服务以及在产褥期结束后的产后健康检查。"新一代"女性还可以通过购买服务的方式获得更精细的产后照料和产后康复服务。

"老一代"被调查女性可享受的产后保健服务与当前的产后保健服务不可同日而语。"老一代"被调查女性所处的生育年代尚处于我国妇

---

[1]　国家卫生健康委员会妇幼健康司：《中国妇幼健康事业发展报告（2019）》，2019年5月27日，http://www.nhc.gov.cn/fys/s7901/201905/bbd8e2134a7e47958c5c9ef032e1dfa2.shtml。

幼健康事业的"成熟期",公共卫生体系内的产后保健服务尚待系统化和完善,其他服务主体尚未充分发展。在"老一代"被调查女性中,仅有一半的人产褥期结束后去医院接受过产后健康检查(50.4%),接受过医生产后健康知识指导的比例不足三成(n=119)。同时,在"老一代"被调查女性中,也能明显看到产后保健水平的迅速提升。明显可见随着时代的发展,产后复查率不断提高,从70年代的45.2%提升至90年代的57.1%。

(2)产后不适:女性身体经验的共性

从"老一代"被调查女性的产后健康状况来看,73.9%的人出现过一种以上的身心不适症状,13.4%的人表示当前仍然受到生育带来的健康问题困扰。"新一代"被调查女性,100.0%报告了产后不适症状,平均每人有2种以上身心不适反应。"新一代"被调查女性产后不适自我报告率高于"老一代",可能是由于两组人群处于不同的生命阶段。"新一代"被调查女性正处于产后阶段,因而对产后身心不适反应有更强烈的感受,而"老一代"被调查女性是对自己多年前生育经历的回溯,通常只能回忆起较为强烈的身心不适感受。

生育带来的女性身体体验以及女性所经历的产后身心状态存在相当大的共性。这两组人群中,被调查女性生育年代最大跨度接近半个世纪,但是她们对产后身心不适反应的排序基本一致,各项比例较接近。报告率最高的三项均是:"体型严重改变""妊娠纹"和"各类疼痛"(见表23)。

表23　产后身心不适状况

单位:%

产后不适	"老一代"	"新一代"
自我报告率	73.9	100.0
体型严重改变	35.3	47.4
妊娠纹	37.0	43.7
各类疼痛	23.5	42.0
严重脱发	N/A	34.1

产后不适	"老一代"	"新一代"
乳腺问题	N/A	29.0
消化系统问题	21.8	25.2
妇科炎症	N/A	12.3
抑郁情绪	6.7	7.1
性生活不适	3.4	5.4
产后出血过多	N/A	3.6
子宫和泌尿系统感染	N/A	3.5
大小便失禁	10.1	3.1
盆底器官脱垂	4.2	N/A

注：N/A 为没有相应的数据。

受限于时代发展、社会观念、女性意识、健康知识和医疗保健水平，"老一代"被调查女性不仅缺少产后康复服务，甚至没有机会表达自己的感受，而不是她们"更健康"或"更坚强"。"老一代"被调查女性对产后身心不适的应对措施，更清楚地说明了这一点。产后盆底肌治疗与康复是近年来才被社会公开讨论并普遍纳入产后保健服务的项目，它解决的是女性在分娩过程中盆底肌过度扩张导致的产后盆底肌松弛问题。其症状反应是，日常生活中由咳嗽、打喷嚏、大笑、运动等带来的震动导致不同程度的失禁。这种症状严重影响女性生活质量，但不会导致生命危险，与性别观念有关的"羞耻"感也让女性无法公开谈论此事。在"老一代"产后出现过这种症状的被调查女性中，83.3%的人认为自身症状的严重程度已经影响了日常生活，但在她们中间仅有25.0%的被调查女性寻求过医疗帮助。66.7%的被调查女性表示，如果自己知道针对这种问题有安全有效的治疗手段，她们愿意寻求治疗。社会的发展，正是为了减少这样的遗憾。

4. 产后康复认知的异与同

（1）自我评价生育对身体健康的影响

从被调查女性自我评估生育对健康的影响来看，两组人群的主要差异表现在，61.3%的"老一代"被调查女性认为生育对自身健康"没有影响"，此项比例是"新一代"被调查女性（17.0%）的三倍多；"新一代"被调查女性更倾向于认为生育给自身健康带来了"负面影响"，比例为51.6%，而"老一代"被调查女性的这一比例仅为18.5%（见表24）。

"老一代"被调查女性对生育和健康关系的看法与她们自我报告的产后身心不适反应（73.9%）存在矛盾，并且有13.4%的人当前身体健康状况仍受生育过程的影响。对此，我们更倾向于认为，受"传统"观念的影响，一些"老一代"被调查女性可能低估了生育尤其是产后康复过程对自身健康的影响。

表24 自我评估生育对健康的影响：代际比较

单位：%

样本组	正面影响	负面影响	没有影响
"老一代"	20.2	18.5	61.3
"新一代"	31.4	51.6	17.0

（2）产后健康知识

由于抽离了情境，缺少比较的基准，我们不打算在当前的时间节点评估"老一代"和"新一代"被调查女性在产后健康知识水平和知识构成方面的差异。从两组数据中看，时代差异明显体现在可获取产后健康知识的数量和知识来源方面。

从"老一代"被调查女性的回忆中可以看到，她们当时所了解的产后康复知识很少。有5.9%的"老一代"被调查女性表示当年对产后康复一无所知。"产后需要保暖"是她们中间流传最广的产后保健内容。其他提及率比较高的"知识点"还包括：产后加强营养（60.7%）、多睡觉（31.3%）、适当运动（25.0%）、束腹促进腹腔器官复位（24.1%）等。

她们能够获取产后康复知识的来源非常有限，调查结果显示"老一代"被调查女性的产后康复知识主要通过女性群体中的代际传承，来自专业人士（医生）和专业知识（看书学习）的比例均未超过一半。从产后康复知识来源的年代差异，也可以看到随着时代的进步，获得专业知识的比例提高了。90年代生育的被调查女性中，超过一半的人能够从医生那里得到产后健康知识指导以及通过看书学习获取知识，而在70~80年代，这两项比例均在30.0%左右。

"新一代"被调查女性中，产后康复信息的主要来源是亲朋好友和妈妈微信群，除了人际关系渠道外，她们从大众媒体以及新媒体等公开渠道得到更多的产后健康知识和服务信息。在她们诸多的信息来源中，医院的比例超过了30.0%，还有9.7%的被调查女性选择了"孕妇学校"，这种情况表明，医疗卫生和妇幼保健系统开始了主动的健康宣传教育并且发挥了重要作用。在这种环境下，"新一代"被调查女性主动获取产后健康信息的意愿更强了，调查结果显示，49.0%的人经常主动搜索产后康复服务信息。

需要注意的是，从产后健康知识的主要来源看，无论"老一代"还是"新一代"被调查女性，最主要的信息渠道是女性群体内部。代际间的差异体现在，"老一代"更依赖妈妈、婆婆以及其他女性长辈的经验传授（71.3%）；而"新一代"更依赖同侪之间的信息分享，亲朋好友（51.1%）和微信妈妈群（47.2%）是两个最主要的信息来源。

（3）女性健康观念与经验传承

从女性健康观念的层面看，两组数据勾勒出时代的进步。数据显示，受产后身体不适困扰的"老一代"被调查女性中，有3.1%的人从未和任何人讲过自己在这方面的健康问题；被调查女性可以谈论自己产后身体不适的对象主要是女性亲友（51.4%），其次是母亲或丈夫，比例均为24.3%，还有10.8%的被调查女性和子女谈论过，和医生谈论过这方面健康问题的比例只有8.1%。当前，产后康复不仅已成为公开讨论的议题，产后康复管理也已成为产后女性追求的能力，并且产后康复服务已经成为一个新兴的服务领域。在这个意义上，我们认为产后康复管理领域的出现，体现了尊重女性经验、以女性为中心的生育健康观念。

只有代入性别的视角，在时代背景下，我们才能更准确地理解女性的产后经历、产后康复和产后康复服务，才能够更加理解"老一代"被调查女性对产后康复的态度和认知上的诸多矛盾之处。尽管她们没有机会获得如今的产后保健和服务，但她们的态度已经很明确了，81.5%的被调查女性坚定地支持自己的"女儿"接受产后康复服务；85.2%的"老一代"被调查女性愿意和"女儿"讨论生育话题。她们对产后康复的理解和态度，其实和"女儿"是一致的，那就是女性需要科学的产后康复服务。

五 简要结论与讨论

由于样本结构和调查方法的差异，很难对"老一代"和"新一代"两组人群进行统计意义上的比较，本文的目的是基于不同时代女性的真实经验，通过对两组人群产后经历和对产后康复认知的简要量化描述与勾勒，将产后康复管理需求放回时代变迁、社会进步以及女性自主意识提升的大背景中。研究结果如下。

（一）两代被调查女性的产后经历与产后康复意识清晰地展示了时代的印记和发展的脉络

无论从"老一代"和"新一代"被调查女性的比较，还是从"老一代"被调查女性内部生育年代差异来看，两代女性以跨越半个世纪的经历，生动地诠释了新中国妇幼健康事业发展给女性生活带来的巨大变化。两代被调查女性的产后经历和对产后康复认知的变迁，从一个独特的角度展现了我国妇幼健康事业从"保生存"到"促发展"的转型过程以及妇幼保健水平转型升级为女性生命体验带来的具体影响。

（二）两代被调查女性的产后经历和产后康复过程表现出一定的共性

从个体经历的生育过程和生命体验来看，生育是女性的重要生命实践，从孕育、分娩到产后，不同时代的女性经历着类似的喜悦和痛苦。在不同的时代背景下，两代女性经历了相似的产后身心不适，被类似的健康问题困扰。她们面临类似的身心康复过程，对获取高质量的产后保健服务有类似的需要。在当前快速发展的社会背景和社会环境中，"老一代"被调查女性迅速更新了自己的观念和想法，她们对产后康复的理解和态度，其实和"女儿"是一致的，那就是女性应当享有更高质量的产后保健服务，需要科学的产后康复服务。

（三）"老一代"被调查女性经历的产后保健服务、健康教育、健康指导以及自身保健意识远低于"新一代"被调查女性

受限于社会历史条件，"老一代"女性产后经历中明显地带有"保生存"的痕迹。受性别文化和社会观念的影响，女性生育体验，尤其是女性的身体体验，长久以来没有得到足够的重视。如样本结构所示，和同龄人相比，"老一代"被调查女性的社会经济地位明显高于同时代女性的平均水平，"老一代"被调查女性的受教育程度和职业类型也明显偏高。她们的生活质量、认知水平尤其是接受的妇幼保健服务水平都远高于同时代女性的普遍标准。因而，在产后经历和产后康复认知之间的代际差异，可能比本次调查所揭示的更大。

（四）"新一代"被调查女性更尊重自己的感受，更关注健康，也有机会获得更多的健康知识、更多的干预方式、更好的医疗保健服务去解决产后健康问题

和母辈相比，社会发展为"新一代"被调查女性提供了更好的医疗保健服务、更充分的产后健康知识以及更多获取知识的渠道。她们不仅可享有更加多元和精细的产后保健服务，她们的产后健康意识也明显高于"老一代"。她们更尊重、更接纳、更愿意表达自身的感受，也更敢于行动，积极寻求提升自身健康水平的知识和方法，追求更高质量的产后康复服务和更繁盛的生命体验。

（五）在当前中国人口结构和生育政策发生重大变化的背景下，重视产后康复管理、提高产后康复服务质量，具有特别重要的意义

女性是人类再生产的重要承担者，女性健康需求是集儿童、家庭乃至社区等多种健康需求于一体的，女性生殖健康水平是关系到全民族和全人类发展的大事，社会应为女性提供科学、安全、高质量的产后康复管理服务。由于中国人口结构发生重大变化，2010年以来，国家不断对人口生育政策进行调整，从严格的独生子女政策转向更有弹性的生育政策。对此，个人、家庭和社会都需要做出相应的调整。面对当前人口出生率和女性生育意愿低迷的情况，党、政府和社会需要更加重视女性健康，尤其是女性生殖健康和产后康复，为育龄女性及其家庭提供更好的条件和更加全面的配套措施。从调查中可见，"新一代"女性产后普遍受到多子女养育和生育年龄推迟的影响，这些情况有可能使"新一代"女性在产后康复过程中面临更多困难。国家、社会、家庭要为女性提供高质量的医疗保健服务、更多元化更高效的产后康复管理服务和更有效的产后社会支持，帮助"新一代"女性具备更高的健康素养和产后康复管理能力，在保障母婴健康的前提下，更快、更好地度过产后康复阶段。

执笔：张祺（见主要作者简介）

数据分析：杨绚（见主要作者简介） 董曼鑫，硕士，毕业于长沙理工大学数学与统计学院统计学专业，初级统计师。毕业后加入北京兰超形体健康管理科技研究院，是《形体透视生活·女性形体健康状况调查报告》的负责人；参与了《女性形体健康管理教程》从编撰到出版的一系列对接工作。

数据处理：闫鹏飞 杨景龙（见第152页）

需求升级与应对：
从妇幼健康到产后康复

宋岚芹

新中国成立70多年来，中国妇幼卫生工作取得了举世瞩目的成就。作为新中国妇幼保健工作的从业者，笔者亲身经历了中国妇幼健康水平的巨大变化，随着经济社会的发展，孕产期保健得到突飞猛进的发展，妇女产后健康的需求也快速升级。

一 宏观环境改善和个体意识提升促进产后健康需求升级

（一）妇幼健康水平的整体提升是产后健康需求升级的重要前提

中国妇女儿童健康水平已位居全球中高收入国家前列，妇幼保健工作由"保生存"向"促发展"转变[1]。党和

---

[1] 国家卫生健康委员会妇幼健康司：《中国妇幼健康事业发展报告（2019）》，2019年5月27日，http://www.nhc.gov.cn/fys/s7901/201905/bbd8e2134a7e47958c5c9ef032e1dfa2.shtml。

政府高度重视妇幼健康工作，将其作为保障妇女儿童健康权益、促进妇女儿童全面发展的基础性工作和关键指标。新中国成立70多年来，中国妇幼健康事业取得了显著的进展与成效，妇幼健康水平总体提升，核心指标持续改善，孕产妇死亡率从1949年以前的1500/10万下降至2020年的16.9/10万，位居全球中高收入国家前列。[①] 妇幼健康服务水平和可及性的全面提升，为产后健康需求升级打下了良好基础。

妇幼健康政策法规体系不断健全。《中华人民共和国宪法》第四十九条规定"婚姻、家庭、母亲和儿童受国家的保护"，我国陆续颁布实施《母婴保健法》《人口与计划生育法》《妇女权益保障法》等法律法规，在《中国妇女发展纲要》《"健康中国2030"规划纲要》等重要文件中，将妇女和儿童健康内容纳入党和国家重要政策和规划，对妇幼健康提出了明确的目标要求，逐步形成系统完备的妇幼健康政策体系，为产后康复需求升级提供了制度保障。

中国特色的妇幼健康服务体系持续加强，为产后健康需求提供了良好机构支撑。通过不断加强城乡妇幼健康服务网络建设，逐步形成了以妇幼保健机构为核心，以基层医疗卫生机构为基础，以大中型综合医院、专科医院和相关科研教学机构为支撑的保健与临床相结合、具有中国特色的妇幼健康服务网络。至2018年，全国共有妇幼保健机构3080家、妇产医院807家、儿童医院129家，从业人员近64万人，年门诊量4.0亿人次，年住院1379万人次，床位33.8万张，各类医疗机构中妇产科和儿科床位数持续增加，妇幼健康服务体系迎来了跨越式发展，逐步扩大供给体系，积极应对产后健康需求升级。

（二）经济社会发展为女性产后健康意识提升奠定了有力基础

全国居民人均可支配收入与消费能力逐年提升，为健康消费升级奠定了基础，健康消费能力和消费意识的提高，推动了产后康复需求的升

---

① 耿兴敏：《中国妇幼健康七十年成就举世瞩目》，中国妇女报，2021年5月26日，http://paper.cnwomen.com.cn/html/2021-05/26/nw.D110000zgfnb_20210526_2-1.htm。

级，产后康复服务消费总量不断增加。中国家庭对家族传承的观念较为认同，在孕产领域的支出相对较大。近年来国内经济水平提升和城镇居民可支配收入增加，消费者购买医疗保健服务的能力也随之增强。随着人们生活水平的不断提高以及鼓励生育政策的实施，越来越多的产妇开始关注自己产后的健康问题及生活质量，产后得到良好的保健服务与指导的意愿逐渐增强。①

（三）初产妇和二孩产妇的产后健康需求均有所提升

"二孩政策"全面开放，初次生育与二胎生育产妇的产后康复意识增强。② 2011年起，"双独二孩"政策和"单独二孩"政策陆续颁布，2015年10月，为应对人口老龄化趋势，正式实施全面"二孩政策"。一方面，"二孩政策"促进了女性二孩生育意愿的提升。初产女性为降低再生育风险，更加重视初次生育后的产后康复。另一方面，"二孩政策"鼓励部分35周岁以上妇女再次生育。高龄产妇较适龄产妇更容易发生产后出血、产后高血压等并发症状，因此这一人群参与产后康复的主动性更强烈。

二　从孕产期全程健康来看产后康复的需求与应对

怀孕生育的整个过程对女性的生理、心理和社会适应都会产生重大的影响。受胎儿及胎盘所产生激素的影响，孕妇除了自身的新陈代谢发生变化之外，还要孕育新生命，因此在解剖、生理及生化方面发生一系列巨大变化，比如子宫增大、血流量增加、身体的各个器官都会发生变化，产后这些身体变化都要慢慢恢复正常。

从妇幼保健角度来看，孕产期保健是促进母婴健康的重要措施。孕产期保健是指怀孕前、怀孕期、产时、产后（哺乳期）为母亲和胎婴

---

① 潘迎等：《产后保健质量评估与需求研究》，《中国妇幼保健》，2001年第2期。
② 舒遥：《2019年中国产后康复设备行业概览》，头豹研究院，2019年11月。

儿的健康所进行的一系列保健措施。[①]《中华人民共和国母婴保健法》第十四条规定：医疗保健机构应当为育龄妇女和孕产妇提供孕产期保健服务。其中包括为孕妇、产妇提供卫生、营养、心理等方面的咨询和指导以及产前定期检查等医疗保健服务等。

女性在产后面临的问题往往不是孤立发生的，而是与孕前准备、孕产期保健和生活环境以及丈夫家庭的关怀支持等各个方面相互关联的，比如是否意愿怀孕、是否患有遗传疾病、是否掌握了足够的孕产和育儿知识、丈夫是否积极参与了孕产与育儿过程以及家人的帮助和支持、运动对身体复原、特别是形体恢复的重要性，是否具备处理育儿过程中困难的应对能力，等等，都需要从女性孕产期保健的整体视角来把握。

三 产后女性的生理、心理变化与产后康复需求

产后女性的变化主要体现在生理和心理两个方面，这种变化可以说是非常显著的。从生理变化[②]来看，产褥期变化最大的是生殖系统，以子宫的变化为例（子宫复原），虽然说子宫是女性身体中弹性最好的组织，但在产后仍然需要一段时间慢慢恢复原状。还有阴道及外阴的变化，盆底组织的变化，产后恶露及其变化，乳房的变化和泌乳，循环系统、血液系统、泌尿系统、消化系统、内分泌系统、免疫系统、腹膜和腹壁以及其他一般身体器官的变化都需要一个过程。

克服陋习的"坐月子"有利于女性产后恢复。一般情况下，女性产后42天至56天身体状况会慢慢恢复正常，当然也会存在一定的个体差异。这个时期称为产褥期，产褥期保健是孕产妇一切生理心理变化恢复的关键期。这个恢复的过程在我们的文化中也被称为"坐月子"。在产后恢复和休养的过程中，我们强调的重点是克服陋习，科学"坐月子"，即在身体允许的情况下，在产后康复的过程中重视清

① 曹泽毅：《中华妇产科学：第3版（上册）》，人民卫生出版社，2014，第2964页。
② 谭文华：《孕产妇专科护理指南》，人民卫生出版社，2013，第349~350页。

洁、营养、运动等。以产后吃什么为例，首先强调营养丰富、结构均衡、种类多样，要特别重视补铁和补钙等。通过适当地运动、晒太阳等，促进维生素 D 的补充和钙的吸收。产褥期是一个生理和心理变化非常复杂的时期，不重视产褥期健康复原疾病治疗和母乳喂养，会严重影响产妇的身心健康和婴幼儿的生长发育。[①] 科学的产后保健有利于避免异常发生，帮助产妇恢复健康。

从心理变化来看，主要是初为人母的不适应和焦虑。在新生儿出生的那一刻"年轻女性"就有了妈妈的新角色，但是新妈妈在照顾婴儿方面往往存在手足无措的情况，比如怎样给孩子喂奶，如何了解婴儿哭声体现的需求，如何做好新生儿沐浴、抚触及脐带、臀部护理，怎样给孩子穿衣服、换尿布等日常育儿技能，这些问题都会给新妈妈适应新角色带来很多困难和挑战。在产褥期，随着激素水平的下降和社会角色的转变，产妇在心理方面也会发生很多的变化。产后抑郁症状通常在产后 4 周内出现，主要表现为焦虑、沮丧、对婴儿的健康问题过度担心、和家人关系紧张、对周围的事情没兴趣。这种问题的出现不仅影响身体的康复，还会产生情绪波动，抑制乳汁的分泌，严重的甚至出现精神障碍、产后抑郁症。[②]

从社会适应来看，女性的产后需求，主要是育儿过程中的关系处理。目前来看，我国女性产后多数是居家"坐月子"，照顾产妇的往往是配偶和自家老人，他们受育儿理念和生活习惯的影响，也比较容易在日常生活和育儿方式上与产妇产生矛盾，如果处理不好这些问题，会给产后康复阶段的女性带来心理上的影响。如何帮助产妇既做育儿事务中的第一责任人，又掌握一些沟通技巧，在育儿过程中营造一个温馨、和睦的环境，也是产后保健服务的一个重要议题。

---

① 曹泽毅：《中华妇产科学：第 3 版（上册）》，人民卫生出版社，2014，第 968 页。
② 王立芳：《产后康复治疗和保健的重要性》，《中外妇儿健康》，2011 年第 3 期。

四 产后保健特别是产后康复服务的有效经验

产后康复服务是产后保健的重要组成部分，妇幼保健中的服务支持主要从健康教育和提供服务两方面着手。

孕产期健康教育的开展主要依托孕妇学校、育儿学校和网络教育。为提高孕产期保健水平，设置产科的医院一般都开设孕妇学校（不仅限于妇幼保健院），为孕妇提供产前、孕期、产后、新生儿方面的健康指导。每个医院孕妇学校开设的课程、内容、时长，一般由各医院具体安排，协调医院产科医生、护士长等人员作为师资开展培训。孕期教育培训是准爸爸准妈妈孕育新生命的重要环节。能够帮助孕产妇及家人接受新理念，掌握新知识和实际操作技能，维护身体健康，减少焦虑，安全快乐地度过孕产期，同时有利于孕期女性顺利分娩和产后康复。

以广东省妇幼保健院孕妇学校课程为例，院方为孕产妇和她们的家庭提供了必听课程、精品课程、特色课程3个系列的健康教育课程。其中必听课程包括母乳喂养、孕早中晚期保健、新生儿护理、安全分娩与入院准备；精品课程包括孕期注意事项与分娩方式选择、孕期心理情绪管理、孕期营养与监测、科学坐月子、胎教——准爸爸妈妈与胎宝宝的约会、产后盆底肌康复；特色课堂包括分娩呼吸减痛法、新生儿沐浴和抚触、0～1个月婴幼儿智护训练、奶爸训练营、准奶奶准外婆集训营等。这些课程为女性应对孕产期变化及营造良好的孕产妇支持环境提供了全方位的系统教育。

随着科学信息网络的发展，网络教育资源为扩大健康教育覆盖面提供了有利的平台。为进一步满足孕产妇健康教育需求，提高孕妈产前维护技术和产后康复指导，让边远地区孕妈享受优质同步的孕育知识，成了孕妇教育全面健康发展的关键课题，网络教育成为孕产期健康教育的重要途径。但是由于网络平台发展速度快，质量监管不到位，服务内容参差不齐，健康教育的科学性、规范性有待进一步加强。

以中国妇幼保健协会官方指定平台——"孕校云"为例，为做好孕产妇健康教育工作，中国妇幼保健协会积极推动孕妇学校标准化建设，开设了互联网环境下的在线孕妇教育平台——"孕校云"。"孕校云"旨在全力打造中国特色的、移动互联网环境下的"中国孕妇教育新模式"，作为线下孕妇学校标准化的一个创新和补充，"孕校云"平台提供了"孕校模块、管理模块、科普模块、个性化模块"四维一体化平台整体服务策略，为孕产妇提供全面精准的健康管理服务。

从提供产后康复服务来看，各级医疗机构积极探索开展产后乳腺保健、盆底功能康复等医疗保健服务。以重庆市为例[①]，调查结果显示，28所区县妇幼保健院均有《医疗机构执业许可证》，有25所（89.3%）机构同时具备《母婴保健技术服务执业许可证》，所有调查机构均开展了产后康复服务，平均开展时间4.5年（1~13年）。产后妇女42天返院，通过询问病史、体格检查、专科检查、辅助检查、综合评估与诊断，制订个性化产后康复方案，护士按医嘱实施个性化康复治疗方案，由医生评价治疗效果，并进行随访。28所机构中，单独设置产后康复科的有10所，配备的产后康复设备与设施包括盆底康复治疗仪、生物反馈仪、肌兴奋仪、神经肌肉电刺激仪、熏蒸仪、汗蒸仪、空气消毒设备等；平均配备专职/兼职产后康复医生3人（1~9人），专业包括妇产科、妇女保健、中医等，平均配备专职护士3.9人（1~11人）；建立了产后康复科室管理规章制度及岗位职责的，有25所；提供的产后康复服务包括盆腔（盆底肌肉松弛治疗、子宫复旧、阴道壁膨出治疗等）、乳房（通乳、乳房下垂治疗等）、形体与心理恢复、传统中医药（中药薰蒸、中药泡浴手法按摩、针灸等）等项目；开展产后康复健康教育的，有26所，占92.9%；所有调查机构均开展了产后避孕健康教育和指导。

---

① 张丽华等：《重庆市区县妇幼保健院产后康复服务现状调查及思考》，《中国计划生育学杂志》，2021年第4期。

五 进一步提升产后康复服务水平的建议

提升产后康复服务水平既是孕产期保健的重要组成内容，也是改善女性产后健康的重要举措。为进一步满足逐渐扩大的女性产后康复服务需求，除了基本公共医疗卫生机构开展的产后康复服务以外，社会服务行业也有不少机构开展此类服务。总体而言，产后康复服务在我国还处于比较基础的发展阶段，结合世界卫生组织和英美等国的产后护理指南，提出以下建议，以期对产后康复服务行业水平整体提升有所借鉴和参考。

第一，进一步加强产后保健和产后康复配套规范制度的制定与完善，从女性生殖健康角度出发，制定更为具体、可操作的行业标准，比如产后康复服务机构的准入标准、产后康复服务人员的能力要求等，加强产后康复服务的监管和引导，切实推进产后康复服务行业的规范化、有序化发展。

第二，建议各级妇幼健康机构和医疗机构结合实际，通过与各地妇联等群团组织合作，通过团体教育等方式，扩大健康教育覆盖面，做好广泛宣传，一方面普及科学知识，改进孕产期保健理念，帮助孕产妇和其家庭做好孕产期保健，为孕产妇营造良好的孕产环境，提升孕产妇对产后康复服务的利用能力；另一方面也可以进一步扩大、传播专业的、科学的妇幼保健经验和方法，为更多的社区产后康复服务机构正本清源。

第三，进一步扩大完善妇幼保健生育全程服务，促进各级妇幼健康服务相关机构加强产后康复科室制度和服务能力建设，合理规范产后康复服务，不断拓展服务项目和服务内容，让产后康复服务成为妇幼保健医院孕产期保健的特点亮点项目，为社会服务机构提供示范，充分发挥行业引领作用。

第四，我国产妇出院后由社区卫生服务中心负责管理，产后延续健康管理有赖于社区卫生服务人员能力水平的不断提高。[①]各级领导应进一步加强对社区卫生服务资源的合理配置及对工作人员能力培养的重视，畅通医疗卫生部门孕产科室与社区卫生服务中心的信息衔接，最大化地发挥妇幼保健三级网的网络优势，将产后康复服务送进社区、送到产后女性身边。

---

① 田策等：《国外产后保健指南简述及对我国产后护理工作的启示》，《中华护理教育》，2019年第3期。

妇产科医学视角下的
女性产后康复管理服务

王凤英

一 对产后康复的理解与界定

产科管理是系统性的，为了有利于医院了解产妇情况，一般情况下，孕产妇会在同一家医院建档、检查和生产。对妇产科医生而言，与产后女性接触较多的是两个时间点，分别是产后出院前和产后42天复诊。产后恢复较好，一般3天后就可以出院回家，6周后来医院复诊，在家期间如果有特殊情况，须及时就诊。

从产科角度来看，妊娠和分娩会对女性身心产生较大的影响，女性在产后都需要经历一个恢复的过程。从胎盘娩出至产妇全身器官（除乳腺外）恢复至正常未孕状态所需要的这段时间被称为产褥期，一般为6周。按照我国妇幼保健的要求，产后女性保健包括产后访视和产后健康检查两部分。产妇出院后，由社区地段保健在产妇出院后3日内、产后14日和产后28日分别做3次产后访视，了解产妇及新生儿健康状况，若发现异常应给予及时指导。①

产后42天应对产妇做一次全面的检查，包括全身健康状态、盆腔器官的恢复等。②全身检查包括血压、脉搏和血、尿常规检查，心、肺情况以及产后运动及其坚持的情况等。盆腔检查包括阴道窥器检查，双合诊、阴道分泌物检查以及外阴伤口的愈合情况等。阴道检查时，应了解盆底和肛提肌恢复的情况，有无阴道和（或）直肠膨出等，并通过双合诊检查子宫的大小、位置，子宫颈有无裂伤、炎症以及附件和子宫周围有无炎症、包块等。在产后检查中如发现异常情况应予以积极治疗。

从母婴健康的角度，世界卫生组织和联合国儿童基金会一直倡导母乳喂养和休产假。从母乳喂养的最佳时段来看，产后开始至产后1~2年为哺乳期，最少也要母乳喂养4~6个月。一方面，哺育婴儿有利于女性的身体恢复，比如哺乳分泌的催产素能够促进女性的子宫复旧。另一方面，母乳喂养也有利于儿童生长发育和亲子关系形成，促进产后女性的心理调适。《劳动法》第六十二条规定：女职工生育享受不少于九十天的产假。《女职工劳动保护规定》第七条对此做了进一步规定：女职工生育享受98天产假，其中产前可以休假15天；难产的，增加产假15天；生育多胞胎的，每多生育1个婴儿，增加产假15天。晚育产假，由各省、自治区、直辖市根据本省计划生育条例规定。

如何判断女性产后是否恢复健康，从生理上和心理上都有一些明确的界定，随着经济发展和生活水平的提高，在产后康复方面也提出了更多的需求。目前的女性产后康复主要是通过锻炼及非手术治疗手段，以提高生活质量为目标的需求，笔者从生理和心理两个方面谈谈对女性产后康复的理解。

---

① 王建六等：《妇产科学（第4版）》，人民卫生出版社，2019，第518页。
② 曹泽毅：《中华妇产科学：第3版（上册）》，人民卫生出版社，2014，第973页。

二 产后生理康复

成为母亲是大多数女性生命历程中的重要阶段，也是人类繁衍生命不息的社会过程。从医学层面来看，女性的身体在漫长的进化过程中已经为妊娠和分娩做好了准备。在妊娠及分娩的过程中女性的生理变化是正常的过程，受各种因素的影响，妊娠分娩会对女性的身体造成或大或小的影响，一般而言，分娩后的生理的变化会逐渐恢复到非孕产期的状态。从生理角度来看，产后女性较为关注、影响较大的分别是盆底组织、会阴和阴部伤口愈合、腹壁和腹膜、体型（身材）等方面。

1. 盆底组织的变化与康复

分娩是女性一生中特殊的生理阶段，会损伤盆底支持组织。分娩后，盆底肌肉和筋膜充血水肿，肌纤维拉长部分断裂，部分过度扩张弹力减弱。虽然这些改变产后能逐渐恢复，但不能恢复到孕前的状态，特别是第二产程延长和助产手术导致的损伤。[1] 通过产后盆底功能训练可降低此类疾病的发生率，对于大多数产后康复者是可以做到的；如果是胎儿较大或产程较长，盆底损伤非常严重的，需要根据损伤程度通过一些非医疗或医疗手段进行康复或修复。盆底肌肉松弛并不仅仅是分娩造成的，而与生理上的肌体衰老有很大关系，不生孩子的女性随着年龄的增长、肥胖等也会松弛，要正确认识这个生理现象。若产后过早参加重体力劳动等，也将影响盆底组织张力的恢复。有时可能发生盆底功能障碍性疾病及压力性尿失禁。

正常情况下，子宫位于骨盆中央，骨盆入口与坐骨棘平面之间，其前方有膀胱，后方有直肠，下方连接尿道。子宫位置靠其周围的韧带及盆底肌肉和筋膜维持，如果这些支持组织受到损伤，子宫及其相邻的尿道、膀胱和直肠均可能发生向下移位。临床上，通常将盆腔脏器脱垂及相应的器官功能障碍统称为盆底功能障碍性疾病。统计分娩与盆底功能

① 王建六等：《妇产科学（第4版）》，人民卫生出版社，2019，第900～914页。

障碍性疾病的关系表明：患病度与分娩方式密切相关，阴道分娩的患病率高于剖宫产。[①]

盆腔脏器脱垂是盆底功能障碍性疾病中较常见的一种病例，其主要原因是妊娠和分娩损伤，尤其是经阴道难产，其次是长期增加腹压致使慢性盆底受力的疾病如慢性咳嗽、便秘、慢性阻塞性肺脏疾病等。绝经后女性更易发生。盆腔脏器脱垂临床表现有脱垂特异症状和非特异症状，通过妇科检查（POP-Q评分、盆底肌力评估–改良的牛津评分系统等）即可明确诊断。

压力性尿失禁指病人腹压增加（咳嗽、大笑、喷嚏、提举重物等）时，尿液不自主地由尿道口溢出，发病率约14%～50%。根据尿失禁症状，分为轻、中、重度。目前认为尿道高活动性和尿道内括约肌功能障碍是主要的病理基础，其中90.0%以上为盆底组织松弛导致的尿道高活动性引起，主要病因为：（1）妊娠、分娩及产伤；（2）长期增加腹压的慢性疾病;（3）绝经后雌激素降低或先天发育不良所致的支持组织薄弱;（4）遗传因素等。少部分病人也可由尿道内括约肌功能丧失引起。

如果是脱垂程度轻（1期和2期，尤其是脱垂下降点位于处女膜之上）且无特殊症状的病人，或者轻度压力性尿失禁，通过生活方式改善，包括减重，治疗便秘、长期慢性咳嗽等增加腹压的疾病，开展盆底肌训练（通过锻炼加强盆底肌肉的力量和强度，从而提高盆底支持组织的支撑力度），或到专业门诊接受康复指导下的盆底肌电刺激及生物反馈训练，能够取得较好的康复效果。[②]轻度压力性尿失禁通过盆底肌肉锻炼康复率可达60.0%以上。

原则上对于盆腔器官脱垂3期且有症状的盆腔脱垂病人，应采用手术治疗，部分2期有症状者也可选择手术治疗。虽然盆腔器官脱垂是非致死性疾病，但关乎生活质量，因此手术的决策应征得病人的同意。

---

① 曹泽毅：《中华妇产科学：第3版（上册）》，人民卫生出版社，2014，第958～967页。
② 孙丽洲等：《康复医学系列丛书——妇产康复》，人民卫生出版社，2018，第141～148页。

胎次会对女性盆底组织产生较大的影响，二胎、三胎的子宫和肌肉，肯定与之前的不一样。分娩可造成盆底组织（肌肉及筋膜）扩张过度、弹性减弱，一般产褥期内可恢复。但分娩次数过多，间隔时间过短，盆底组织松弛，较难完全恢复正常，这也是导致子宫脱垂、阴道壁膨出的重要因素。统计分娩与盆底功能障碍性疾病的关系表明：患病率随产次的增加而升高，多次分娩者高于未产者。

盆腔脏器脱垂是可以预防的，对于产后女性的盆底电生理检查有助于早期发现盆底肌肉纤维的功能异常，早期干预可避免发展为严重的盆底功能障碍性疾病。

2. 会阴和阴部变化及康复

阴道受胎先露部压迫，在产后最初几日内可出现水肿，阴道壁松软、平坦，弹性较差，阴道黏膜皱褶消失，产后阴道壁水肿逐渐消失，弹性恢复。分娩后的外阴轻度水肿，于产后 2 ~ 3 日逐渐消退。阴唇后联合可有轻度裂伤，缝合后 3 ~ 5 日能愈合。

为避免会阴撕裂，初产妇常在胎头着冠时行会阴切开术①。会阴切开指征：会阴过紧或胎儿过大，估计分娩时会阴撕裂难以避免者或母儿有病理情况亟须结束分娩者。目前，多采用限制性会阴切开术，即当有会阴切开指征时才予以切开，不是常规切开。宣武医院的侧切率仅为百分之十几。因会阴部血液循环丰富，如果有轻度撕裂或会阴后一侧切开缝合的，大部分产后 3 ~ 4 日愈合，与手上或者身体其他部位有个伤口类似，不太需要其他处理。

3. 腹壁和腹膜的变化及康复

受妊娠子宫增大的影响，部分皮下弹力纤维断裂，产后腹壁明显松弛，腹直肌呈不同程度分离，其紧张度约需产后 6 ~ 8 周，甚至更长时间才能恢复。在产科学界，有一种孕期常见的情况被称为腹直肌分离，它是指随着孕周的增长子宫增大腹部扩张，腹部肌肉的间隙逐渐变大。

① 王建六等：《妇产科学（第 4 版）》，人民卫生出版社，2019，第 415 页。

这个间隙的闭合大约需要产后1~2个月。[1] 产后过早的体力劳动、营养不良、生育过多过密切等，都不利于腹壁张力的恢复，并可使腹直肌分离更为严重，甚至形成腹壁疝。

腹壁张力的恢复与产妇在产后的营养、运动和适当的锻炼有关，如能做得好，可恢复至接近孕前的状态。对于低频电刺激腹直肌康复笔者持保留态度，腹直肌是靠运动康复的。

4. 身材体形的变化与恢复

怀孕期间女性的体重增长与产后的体重减轻会有一个正常的范围。如果孕期体重增长过多过快，一方面有可能增加妊娠期糖尿病、高血压的风险，也有可能造成胎儿过大；另一方面也会给女性产后康复带来更多的不良影响。

产后女性身材恢复的情况与孕期增重情况、热量摄入、有无运动以及新陈代谢和遗传等因素有关。产后最初6周不应该过度考虑减肥的问题，尤其对哺乳的妈妈而言。这个时候是恢复期，最重要的是合理的营养摄入，保持精力并抵抗疾病。

健康的产后食谱可以帮助产妇循序渐进地减去多余的体重。哺乳期不应减重过多，每天摄入热量过少会减少母乳产量或停止乳汁分泌。如果不是母乳喂养，分娩6周后可以开始合理减肥。多长时间能恢复到孕前的身材取决于孕期体重的增加情况。

三 产后心理康复

产褥期抑郁症指产妇在分娩后出现抑郁症状。[2] 病因是内分泌改变，主要是雌、孕激素水平变化，其次，产褥期内常见甲状腺功能低下

---

[1] 〔美〕海蒂·麦考夫等：《海蒂怀孕大百科》，南海出版公司·新经典文化，2013，第1306页。

[2] 张秀平：《妇产科护理学（第3版）（全国高等学历继续教育"十三五"（护理专升本）规划教材）》，人民卫生出版社，2018，第579~585页。

导致抑郁症。孕期紧张、抑郁、家庭困难或不和睦、多胎妊娠、妊娠并发症等都是抑郁症常见的诱发因素。国外报道抑郁症发病率为30%。大部分预后良好，约70.0%患者于1年内治愈，但再次妊娠有复发倾向[①]。

产妇患抑郁症的主要表现如下。①情绪改变：心情压抑、沮丧、情绪淡漠，甚至焦虑、恐惧、易怒，每到夜间加重；有时表现为孤独、不愿见人或伤心、流泪。②自我评价降低：自暴自弃、自罪感，对身边的人充满敌意，与家人、丈夫关系不协调。③创造性思维受损，主动性降低。④对生活缺乏信心，觉得生活无意义，出现厌食、睡眠障碍、易疲倦、性欲减退。严重者甚至绝望，出现自杀或杀婴倾向，有时陷于错乱或昏睡状态。

心理状态对产妇产后康复是很重要的，是其他一切产后康复的基础，目前得到的关注不够多。不像盆底肌康复可以通过一些评分系统得到检测，心理康复目前没有统一的本土化测量工具。妇产科医生也会关注孕产妇的心理健康状况，有需求的会与精神病院或综合性医院的神经内科开展联合治疗；产后焦虑状态发生率是比较高的，一般在产后2~6周会慢慢出现。

从既往的经验来看，应该从妊娠期开始进行宣教及指导，通过心理辅导师、产科医生、助产士和护士共同为孕产妇提供服务，也可以通过体验产房等方式解决知识普及和心理疏导等问题，帮助孕产妇更好地做好生理和心理的准备。有研究指出，助产士主导的照护模式可以使产妇得到基本的产后专业指导，有效预防产妇和婴儿各类危险事件的发生，减少护患之间矛盾的发生，增强产妇及家属对医护人员的信任，更适合在产后出现异常病情变化的母婴。如果有助产士或者心理方面的辅助人员配合医生开展孕期工作，产后的心理康复会做得好很多。

① 王建六等：《妇产科学（第4版）》，人民卫生出版社，2019，第529页。

四　对产后康复的建议

1. 孕期合理控制体重，有利于母子健康和产后康复

孕期密切关注体重变化，根据每个人孕前的体重指数，合理增重，均衡饮食，适当运动，避免体重过重或胎儿过大等情况发生。产后健康管理也有利于产后恢复。

2. 谨遵医嘱，异常情况及时就医

产后在家中如果出血量多于月经量、体温升高、切口愈合不良、乳房过度肿胀等要及时就医。

3. 关注血压、血糖恢复

产后要注意健康管理，特别要关注血压、血糖的恢复，坚持用药，产后42天复诊时要监测血压、糖尿病，如果仍然有问题，要做24小时动态血压及糖耐量检查，防止慢性高血压及糖尿病的发生。

4. 规律饮食与合理运动

孕期要保持运动，产后除了最初的几天需要休养之外，坐月子时需要进行中等强度的运动，也就是说一般的家务都是可以做的，这样也有利于产后康复。

基于生态系统理论视角的
女性产后心理健康与社会支持

张　祺　　李　洁

　　孕产期增加了女性的心理健康风险。女性在孕产期经历复杂的生理变化与心理应激过程，面临个人身份与社会关系的重大调整，心理负荷明显增强。抑郁是孕产期最常见的心理健康问题。孕产期抑郁有高复发、高自杀率的特点，可引起孕产妇免疫功能减退、内分泌失调，甚至导致产后出血等妊娠不良结果，导致婴幼儿生长受限和神经发育迟缓。[①]

　　1968年皮特（Pitt）首次提出产后抑郁症（Postpartum Depression，PPD）的概念，20世纪90年代起，医学界倾向于将产后抑郁症视为一种具有独立特征的疾病。妇产科医学和公共卫生研究通常认为，产后抑郁症是与产褥期有关的一组精神和行为障碍，以情绪持续低落为基本特征，伴有思维和行动改变以及躯体症状。产后抑郁症和抑郁症的精神病学诊疗标准是一致的，国际通用的《精神障碍诊断

[①]　肖菊兰等：《孕产妇围生期抑郁情绪及影响因素的纵向研究》，《护理学杂志》，2021年第7期，第90～93页。

和统计手册（第四版）》中，将产后抑郁作为抑郁发作的一种特殊亚型。①产后抑郁症的具体病因目前尚不清楚，普遍认为，产后抑郁症与生物学、遗传学、心理、社会等多种综合性因素有关。②

社会支持是公认的产后抑郁重要影响因素。③④女性在产后脆弱的健康状态下需要依赖外部支持帮助自身面对压力、完成康复，社会支持是关键的保护性因素。在产后康复阶段，环境中的社会支持数量和质量直接影响产后女性的身心健康状态和社会适应水平。例如，大量研究表明，精细化护理和高质量的产后照料能够明显促进产后心理健康。⑤⑥

从生态系统理论的视角来看，社会支持是指个体从所处环境中可获取资源的系统性结构及结果。个体从环境中可获取的资源以及个体从环境中获取资源的能力决定了个体发展的水平。在社会工作中，常借助生态系统理论视角，通过分析人与环境的关系，帮助个人梳理环境中可利用的资源，提升个体利用资源的能力，达到赋权增能的目的。⑦

当前产后女性的心理健康风险有多大？面临心理健康风险，产后女性的社会支持情况如何？如何改善社会支持环境促进产后女性心理健康？这是我们关心的问题。本文基于《中国城市女性产后康复管理需求状况调查报告》相关数据，从生态系统理论视角分析产后女性的社会支持系统与心理健康风险之间的关系，并对改善现有的社会支持系统、促进产后女性心理健康提出具体建议。

---

① 于津：《上海市产后抑郁现况调查》，复旦大学硕士学位论文，2010。
② 罗梅等：《产后抑郁症研究进展》，《麻醉安全与质控》，2020年第5期，第301～304页。
③ 李玉红：《产后抑郁危险因素筛查及国内外干预研究述评》，《中国全科医学》，2020年第3期，第266～271页。
④ 陆虹、郑修霞：《初产妇社会支持与产后抑郁关系的探讨》，《中华护理杂志》，2001年第10期，第731～733页。
⑤ 崔红雨：《足月顺产产妇进行产后康复护理干预的效果观察》，《中国继续医学教育》，2016年第8期，第182～183页。
⑥ 刘桂香：《产褥期妇女产后访视护理对其心理健康和生活质量的效果研究》，《糖尿病天地》，2021年第2期，第187页。
⑦ 卓彩琴：《生态系统理论在社会工作领域的发展脉络及展望》，《江海学刊》，2013年第3期，第113～119页。

一 产后女性心理健康风险状况及主要影响因素

国外报告13.0%～19.0%孕产期女性有不同程度的产后抑郁症,再次分娩复发率达30.0%～50.0%。[①]由于研究设计、诊断工具、样本来源、样本大小、地区、筛查时机等方面的差异,国内不同研究报告的产后抑郁症患病率差异极大,为7.3%～34.9%不等。陶建青等人对我国产后抑郁症患病率的荟萃分析(Meta analysis)认为,我国产后抑郁症患病率为10.7%(95.0%置信区间内,发病率约为8.9%～12.9%)。[②]

与陶建青等人的评估结果接近,《中国城市女性产后康复管理需求状况调查报告》显示,使用爱丁堡产后抑郁量表(EPDS)[③]筛查,被调查女性的产后抑郁发生率为7.4%～17.8%,处于较高水平。数据显示,产褥期之后,产后抑郁发生率并未降低,这种情况表明,与生物–遗传因素相比,社会–心理因素可能对当前女性产后心理健康风险的影响更大。对产后抑郁发生率相关因素的分析表明,产后女性心理健康风险与社会支持水平有关。

1. 产后女性心理健康风险较高

调查数据中3个层面交叉验证表明,当前城市女性产后心理健康风险较高,女性产后心理健康状况不容乐观。

筛查结果表明,7.4%～17.8%的被调查女性处于比较高的产后抑郁风险中,她们的心理健康状况需要得到专业的支持和干预。数据显示,被调查女性的产后抑郁量表平均得分为5.6分。按照评分EPDS≥13为界值,被调查女性中产后抑郁发生率为7.4%;按评分EPDS≥10为界值,被调查女性中产后抑郁发生率为17.8%。其中,产褥期抑郁发生率按照不同界值处理分别是6.3%(评分EPDS≥13)和16.7%(评分

---

① 李玉红:《产后抑郁危险因素筛查及国内外干预研究述评》,《中国全科医学》,2020年第3期,第266～271页。

② 陶建青等:《我国产后抑郁患病率的Meta分析》,《中国健康心理学杂志》,2018年第2期,第171～174页。

③ 以下简称产后抑郁量表(EPDS)。

EPDS ≥ 10）。量表评分的高低代表了抑郁的程度。一些研究使用产后抑郁量表（EPDS）的不同界值来区分产后抑郁的严重程度。例如在万丛芳等人的研究中，将评分 13 > EPDS ≥ 10 的情况视作轻中度抑郁，将评分 EPDS ≥ 13 的情况视作重度抑郁。[①]本次调查结果表明，被调查女性产后抑郁发生率处于较高水平，这些女性需要针对性的支持和专业干预，以降低发病风险。

更高比例的被调查女性自我报告经常处于压力、负面情绪、迷茫和抑郁状态。被调查女性自我报告经常感受到的心理状态显示，34.7%的被调查女性经常感到压力；19.6%的被调查女性经常感受到负面情绪；17.6%的被调查女性经常对未来感到迷茫。经常处于压力状态、有负面情绪以及对未来感到迷茫，都意味着抑郁风险。自我报告经常处于抑郁情绪的比例为 7.7%，与产后抑郁量表筛查的结果（评分 ≥ 13）接近。自我报告抑郁情绪的被调查女性，产后抑郁风险更高，按 EPDS ≥ 13 和 EPDS ≥ 10 两个标准分别为 24.3%和 48.6%。

针对不良心理状态，部分女性缺少积极应对方式。应对（coping）指个体面对压力时对自我情绪与行为的调节，是压力源与身心反应之间的中介机制。积极的压力应对方式能够保护身心健康，消极或不成熟的压力应对方式是产后抑郁的风险因素之一。[②]积极压力应对方式是以解决问题–求助为导向的，消极或不成熟的压力应对方式则具有逃避、幻想、自责等特征，通常会对身心健康造成伤害，并导致较高的压力反应；将问题合理化被视作中性的压力应对方式。本次调查发现，面对生活压力时，多数被调查女性有比较积极成熟的应对方式，比如向朋友倾诉（37.2%）、看书听音乐（26.7%）、运动（20.2%）；但也有部分被调查女性采取了退避–自责的不成熟应对方式，采取一些

---

① 万丛芳等：《重度产后抑郁发生因素的探究》，《医学理论与实践》，2021年第10期，第1772~1774页。

② Cheryl Tatano Beck，et al.，"Revision of the Postpartum Depression Predictors Inventory"，Journal of Obstetric，Gynecologic & Neonatal Nursing, 31（2002）:394–403.

有损身心健康的行为，例如有17.9%的被调查女性选择了暴饮暴食、3.2%的人喝酒等。

2.产褥期后女性心理健康风险仍然存在

一般认为，产后抑郁症在产后4～6周内高发，产后6个月开始症状缓解，预后良好，但也可能持续1～2年。[①]国内的纵向研究认为，产褥期内产妇的抑郁水平较高，产后第1、4、8、12周抑郁发生率分别为10.08%、9.98%、8.64%、2.36%，抑郁发生率随时间推移下降。[②]产后抑郁预测量表（PDPI）的设计者贝克（Cheryl Tatano Beck）认为，纵向研究需要对存在产后抑郁风险的女性进行至少6个月的追踪，无论其是否被诊断为产后抑郁症患者（PPD）。在给护理实践的建议中，她提出具有产后抑郁风险的女性在分娩后一年内都有可能发病，医疗卫生系统需要对这部分女性进行长时间的追踪和服务。[③]

国内文献报告中，使用产后抑郁量表（EPDS）的筛查，通常集中于孕期、围产期和产褥期，对产后抑郁的筛查评估很少延伸到产褥期之后。原因是这些研究通常是由医疗卫生部门做的，对产后抑郁的筛查评估也主要集中在孕产妇系统保健阶段。

调查意外发现，产褥期之后的女性，其产后抑郁发生率并未降低，甚至高于产褥期抑郁发生率。由于产后康复管理对"产后"的定义比产褥期大大延长，本次调查对象包括了产后不同阶段的女性。运用产后抑郁量表（EPDS）对产后不同阶段被调查女性的分析显示，产褥期之后至产后1年内，产后抑郁发生率甚至高于产褥期。产后1年以上，被调查女性的产后抑郁发生率与产褥期基本持平（见图1）。

① 蔡慧筠等：《产后抑郁发生情况及影响因素调查》，《中国医刊》，2021年第5期，第569～571页。

② 肖菊兰等：《孕产妇围生期抑郁情绪及影响因素的纵向研究》，《护理学杂志》，2021年第7期，第90～93页。

③ Cheryl Tatano Beck，et al.，"Revision of the Postpartum Depression Predictors Inventory"，Journal of Obstetric, Gynecologic & Neonatal Nursing, 31（2002）:394-403.

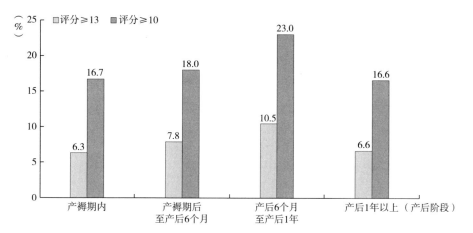

图 1　产后不同阶段的产后抑郁评分

产后不同阶段女性自我报告的心理状态也存在同样的趋势。被调查女性经常处于"愉快"和"充满希望"这类正向情绪的比例随产后时间推移逐渐下降,而自我报告经常处于"负面情绪""感觉未来很迷茫""抑郁"的比例在产褥期之后上升趋势明显(见图2)。

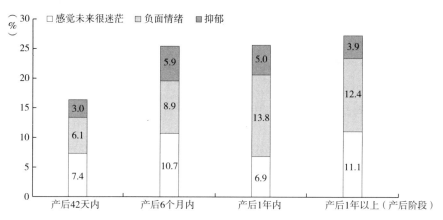

图 2　产后不同阶段的心理状态

从前述验证来看,产褥期之后女性的心理健康风险并没有随激素水平的回落而降低。这种情况表明,与生物–遗传因素相比,社会–心理因素可能对当前女性产后心理健康风险的影响更大,因此,产后心理健康的社会支持显得尤其重要。由于女性在产褥期之后脱离了孕产妇系统保健的服务和监测范围，对这部分女性的心理支持和服务基本空白。她们的心理健康状况令人担忧，需要引起家庭和社会的高度重视。

3. 产后女性心理健康风险与社会支持高度相关

产后抑郁的发生和发展受多种因素的综合影响。目前研究大体将影响因素分为生物－遗传和社会－心理两大类，已经发现的生物－遗传因素，包括神经递质、性腺系统分泌平衡失调、家族精神障碍遗传以及产前抑郁史等；社会－心理因素则包含背景因素（低社会经济状态、初产）、妇产科因素（经前期综合症史、产科并发症、钳产、剖宫产）、生活应激事件（如家庭成员严重疾病或失业等）、婚姻关系（与配偶关系不佳）、与父母的矛盾（与自己母亲关系差、幼年父母照顾不佳）、社会支持（配偶、家庭、朋友的支持减少）、个人及家庭精神病史、个人人格基础等。[①]

社会支持作为重要的保护性因素可以明显降低发病风险、提升心理健康水平。从本次调查结果来看，社会支持对产后抑郁风险影响很大。《中国城市女性产后康复管理需求状况调查报告》显示，产后抑郁发生率与产后并发症（产后感染、出血过多）等身体健康因素有关；与生育年龄、生育计划（备孕）、胎次、分娩方式、分娩地点等生育情况有关；与家庭结构、新生儿照料、是否就业、社会评价等社会支持因素有关（见表1）。具体分析这些风险因素，发现除了剖宫产、非计划怀孕这两个因素外，调查识别出的风险因素或多或少都与社会支持有关。

表1 被调查女性产后抑郁发生率主要影响因素

单位：%

影响因素		产后抑郁量表EPDS ≥ 13	产后抑郁量表EPDS ≥ 10
本次生育年龄	25岁及以下	5.6	14.8
	26～30岁	9.4	20.0
	31～35岁	7.3	18.8
	36岁及以上	5.6	14.7

---

① 于津：《上海市产后抑郁现况调查》，复旦大学硕士学位论文，2010。

影响因素		产后抑郁量表 EPDS ≥ 13	产后抑郁量表 EPDS ≥ 10
孩次	1个	8.6	18.9
	2个及以上	6.0	16.7
计划怀孕	是	7.5	16.9
	否	8.3	18.3
分娩方式	顺产	7.2	16.4
	剖宫产	7.8	19.6
分娩地点	公立	7.6	18.8
	私立	5.6	7.9
家庭结构	单亲	17.6	32.4
	核心	6.8	17.2
	主干	6.4	16.1
新生儿的主要照顾者	产妇	8.3	18.3
	其他人	6.8	14.4
就业情况	在业	8.3	18.3
	不在业	6.8	14.4
是否遇到负面评价	是	8.3	18.3
	否	6.8	14.4

首先，就业情况和负面评价直接指向了社会支持环境。产后女性重新适应工作环境带来的压力和负面社会评价可引发更高的焦虑水平和自我评价降低。

其次，低龄产妇和初产妇的产后抑郁风险更高。这一结果与国内外研究的结论一致，原因是年轻女性和初产妇在产后适应母亲角色方面存在更大挑战，她们需要更多的社会支持，帮助她们应对更高水平的心理冲击。① ②

① 陆虹、郑修霞：《初产妇社会支持与产后抑郁关系的探讨》，《中华护理杂志》，2001年第10期，第731～733页。

② 徐明哲：《初产妇育儿胜任感与产后抑郁的相关性分析》，《中国医药指南》，2021年第19卷第10期，第66～67页。

再次，产后并发症、分娩地点、分娩方式、家庭结构、新生儿照料责任都与产褥期照料和育儿支持有关，也就是说主要与家庭支持水平有关。

产后并发症通常与产褥期照料水平相关。[1]当前分娩后通常3～5天即可出院，产后照料主要依靠家庭。数据显示，被调查女性的产褥期照料主要由家中长辈和专业照顾者承担（见表2）。严重的产后并发症明显增加产后抑郁风险。出现产后感染的被调查女性产后抑郁（EPDS≥13）发生率为16.7%明显高于平均水平（7.4%）；出血过多的被调查女性在产后抑郁中度水平上（EPDS≥10）表现明显，发生率为37.8%，比平均水平高了约20个百分点。

分娩地点的差异实际也与产后照料和家庭支持有关。调查显示，在私立医院分娩的女性产后抑郁风险较低。私立医院分娩费用要比公立医院高很多，其主要优势在于精细的产后护理和新生儿照料。选择私立医院分娩，通常意味着家庭经济条件较好，同时家庭愿意为产妇投入更多的经济支持，为产妇和新生儿提供专业和精细的产后照料。

不同的家庭结构对产后抑郁发生率有明显的影响。单亲家庭发生产后抑郁的风险明显高于主干家庭和核心家庭。最主要的原因是，不同家庭结构的家庭资源不同，能够为产后女性提供的家庭支持水平也不一样。单亲家庭拥有的资源较少，女性在产后必须面对的产后照料、新生儿照料、家庭经济等方面都缺少帮手，同时女性也必须更早地面对职业压力，以保障家庭经济来源。核心家庭的女性在面临这些问题时，有配偶提供照料、分担育儿工作和压力，提供经济支持；主干家庭由于长辈的介入，明显为产妇提供了更多的家庭资源，尤其是提供产褥期照料和减轻了一部分产后女性育儿的劳动强度。

面临密集的新生儿照料，女性通常不得不牺牲自我来完成这些工

① 张小华等：《延续性护理对初产妇产褥期自我保健能力及母婴健康的影响》，《临床医学研究与实践》，2019年第25期，第182页。

作，身心高度疲惫和紧张。尤其是夜间照料带来的长期睡眠中断，对情绪的影响极大。进一步观察可见，产后女性承担了大部分新生儿照料工作，尤其是新生儿夜间照料，75.5%都由产妇承担。在白天，家中长辈、月嫂、护理员等分担了一部分新生儿照料工作，但产妇同样是新生儿最主要的照顾者（42.7%）。在育儿劳动中，配偶的角色基本缺席（见表2）。

表2　产褥期产妇照料与新生儿照料情况

单位：%

照料者	产妇照顾者	日间新生儿照顾者	夜间新生儿照顾者
产妇	—	42.7	75.5
公婆	32.0	23.3	6.2
娘家父母	20.5	16.1	4.6
月嫂	18.9	7.9	5.8
月子中心/母婴护理员	13.7	7.0	4.7
配偶	11.9	1.6	2.3
其他	3.0	1.3	0.9

将《中国城市女性产后康复管理需求状况调查报告》中被调查女性自我报告引发负面情绪的具体原因分为4类：家庭问题、身体问题、育儿问题和职业问题。家庭问题包括家庭琐事困扰、丈夫协作不得力、与祖辈沟通不畅以及家庭经济状况等；身体问题包括身材走样、身体不适、激素分泌紊乱、乳汁不足、分娩疼痛；育儿问题包括孩子生病以及新生儿照料导致的睡眠中断；职业问题是指就业带来的压力。按照应答次数比例，可以看出引发负面情绪的原因主要是家庭问题的，为38.8%；其次是产后女性身体恢复方面的问题，为29.5%；第三位的是育儿压力带来的问题，为23.2%；职业压力为8.4%（见图3）。

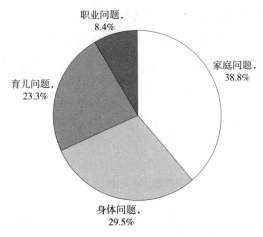

图3　引发负面情绪的原因分类

综上可见，产后女性抑郁发生率与社会支持水平密切相关。由于女性产后主要生活在家庭环境中，她们直接感受和体验的社会支持主要来自家庭。产后家庭支持对她们的心理健康水平产生重要影响，集中体现在产褥期照料水平和育儿支持两个方面。在这两个方面，配偶的角色基本缺失。尽管来自家庭长辈、护理员的支持减轻了一部分育儿的劳动强度，但产后女性仍然承担了大部分新生儿照料的责任，家庭内部的冲突也给产后女性带来一定的心理压力，43.6%的被调查女性自我报告家庭琐事困扰是导致其情绪失调的首要因素。

二　生态系统理论视角下的产后女性社会支持系统

生态系统理论是发展心理学的重要理论视角，它强调个体发展是在个体与环境之间的持续互动中完成的。当面临生活中的问题或困境时，环境中可获取的资源以及人对资源的利用能力影响着个体能否克服困境、实现个人成长。

以生态系统理论视角观察产后康复阶段女性的社会支持系统，按照系统本身的性质可以分为微系统、中系统和大系统三个维度。维度由低至高，从具体到抽象，但对个体处境影响的重要程度并无差别。从三个系统的关系来看，从外到内，高维度系统对低维度系统产生影响；同时每一维度中各主体之间的关系，即各个主体之间是否存在冲突、能否协调运转，也会对低维度系统运行产生影响（见图4）。

微系统指产后女性的人际环境，包含家庭和朋辈两个子系统。微系统是产后女性的主要生存环境，尤其是家庭系统与产后女性之间存在直接、高频的互动，是产后女性依赖的主要社会支持来源。微系统是属于产后女性个体的非正式系统，个体微系统环境之间存在很大差异，例如所处的家庭结构不同，提供的社会支持也不同，个体的人际交往情况往往也存在很大差别，从朋辈处可获得的社会支持也有很大差别。

中系统与产后女性互动的主体是正式的组织机构，例如医疗机构、社会机构、工作单位等。产后女性需要从正式的组织机构中获取必要的社会支持，例如医疗干预、社会服务和工作场所的特殊支持等。中系统提供的社会支持通常是响应式的，也就是说，正式的组织机构按照一定的标准提供支持和服务，只有当个体需要触发了条件，正式的组织机构才能提供支持。这意味着产后女性在中系统中获取的社会支持一方面依赖于这些正式组织的存在、服务能力的供给，另一方面，产后女性能否以及如何利用这些机构获得支持，也影响着产后女性最终获得社会支持的结果。

大系统是指宏观的社会制度和文化环境，它提供的社会支持看起来是无形的，却是至关重要的，大系统影响和约束着以下各个系统的行动

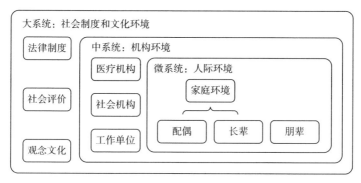

图4 产后女性社会支持系统

能力，它的影响通过中系统和微系统向下传导。例如国家现行的妇幼保健法律政策、生育政策、就业政策和相关的制度规定、执行能力以及整体社会观念和文化如何看待生育以及女性在生育后的处境等。

以下，分别从三个系统层面具体分析调查发现的产后心理健康风险及社会支持环境之间的关系和存在的主要问题。

1. 微系统：家庭人际环境

在产后女性社会支持系统中，家庭成员直接为产后女性提供产后照料、情感支持，分担育儿工作并帮助她们恢复健康、面对产后压力。产后女性从家庭环境中得到的是最直接、实际的帮助。然而从调查结果看，为产后女性提供最多支持的家庭系统往往又成为她们情绪困扰的主要来源：家庭琐事困扰、丈夫协作不得力、与祖辈沟通不畅以及家庭经济压力等成为引发产后女性负面情绪的主要原因。这种状况说明产后女性所需要的家庭支持与家庭所能提供的支持质量之间存在矛盾，同时也表明家庭系统的复杂性以及生育给家庭功能带来的冲击。

新生儿的到来意味着家庭结构和家庭功能重组，每个家庭成员都处在重新适应和形成新行为模式的阶段。产后女性配偶同样面临社会角色调整的压力，也存在一定的心理健康风险。国外报道产后阶段，男性抑郁的发生率高达25.6%，国内初产妇配偶抑郁发生率在10%左右。[1] 为应对育儿压力，中国原有的家庭关系和家庭结构发生了急剧转型。在城市新生儿家庭中，普遍形成了双方长辈协助育儿的格局。传统代际间"以孝为主"的向上助力型家庭关系转化为"以抚育为主"的向下助力型家庭关系。新生儿家庭由传统的夫家支持系统逐渐切换为夫家和娘家双系统支持。[2] 在考虑产后女性家庭支持的时候，需要考虑到家庭系统的复杂性以及产后家庭结构功能重组这一背景，而不是把产后女性和其他家

---

① 袁晓红、冯霞：《初产妇女配偶产后抑郁的影响因素》，《生殖医学杂志》，2021年第1期，第35～40页。

② 佟新：《改革开放40年人口转型与女性家庭关系变化》，《中国妇女报》，2018年11月20日，第5版。

庭成员之间的关系简化为需求方和资源方。

家庭支持的质量是当前存在的突出问题。家庭矛盾带来了产后女性的心理健康风险，产后女性心理健康问题又反过来激化了家庭矛盾。家庭内部，夫妻之间、代际之间往往存在育儿知识、理念和生活习惯上的差异，在面临新生儿到来这一重要生命事件时，家庭关系中原有的问题往往会被重新唤起或激化。当前社会和普通公众对于心理健康问题，尤其是对产后心理健康的认识还比较少，产后女性自身、配偶和家庭成员对产后心理健康的认识和知识水平都比较低，对产后抑郁存在误解和不解，可能形成更大的冲突。

以家庭为单位，提供产后心理健康支持和干预，不仅是必要的，而且是可行的。调查中可见，接受专业护理（产褥期照料者为月子中心、护理员、月嫂）的被调查女性心理健康水平较好，产后女性的情绪反应以及抑郁风险较低。邢朝国和郇建立关于"月嫂"的研究表明，除了提供专业照料之外，具有专业服务经验的"月嫂"起到了调节家庭冲突、帮助家庭成员理解、支持产后女性的作用。她们的主要策略是通过重新定义产妇冲突行为、将抑郁产妇去污名化、强调产妇的生育贡献和产后脆弱性、阐述产后抑郁的后果来调节家庭矛盾，促使家人理解和关心产妇。[①]这个研究的启发是，应将家庭作为产后心理健康服务的干预单位，向家庭投入产后心理健康专业资源，能够帮助重建家庭关系，提升现有家庭支持质量。

从资源的视角来看，如何提高家庭支持的质量，是改善产后女性社会支持微系统面临的主要问题，也是当前主要由公共卫生系统提供的预防性干预着力解决的问题。在当前的预防性干预措施中，通过医疗机构提供专业服务、重构家庭支持的方式，是最常见，也是见效最快的途

---

① 邢朝国、郇建立：《月嫂介入女性产后抑郁的实践策略与政策启示》，《医学与社会》，2021年第4期，第11～16页。

径。①②③④

朋辈系统是产后女性重要的社会支持资源，朋辈系统能够提供不同于家人的情感支持、信息支持，帮助女性维护自我的一致性与价值感。产后阶段，女性有可能中断或降低了与原有朋辈系统的联系。从调查中可见，产后女性的生活围绕新生儿重新组织，她们主要生活在家庭系统中，与社会接触明显减少。45.8%的被调查女性表示产后社交机会减少，30.4%的被调查女性感觉到与社会脱节。孤独感对心理健康的影响很大，与社会脱节的感受已经带有焦虑的情绪和自我价值判断涵义。国外的研究表明，大部分女性产后感到焦虑和孤立，朋辈支持是预防产后抑郁不可或缺的。⑤产后阶段，产后女性个人需要重视与朋辈系统的联系，家庭也需要帮助和鼓励产后女性维系与朋辈的交往。

孕育过程中也可能发展出新的社会关系，带来新的资源。例如，在共同经历产检、上孕妇学校时，产生的"妈妈群"。女性因为相似的体验和经历聚集在一起，数据中可以看到，这种因孕育过程产生的新的朋辈关系，为产后女性提供了一定程度的信息支持和情感支持。例如47.2%的被调查女性产后康复服务项目的信息来源是微信妈妈群，仅略低于原有人际渠道"亲朋好友"（51.1%）。新的朋辈关系与原有朋辈关系的交往深度以及提供的社会支持内容可能存在差别，不同的人际关系可以互相补充，共同织密产后女性的社会支持环境。

2. 中系统：组织机构环境

在组织机构环境中，针对孕产妇心理健康风险，公共卫生系统已经

---

① 段燕平：《产后综合康复护理对产妇产后抑郁及子宫康复的影响》，《中国药物与临床》，2021年第11期，第2022~2024页。

② 刘桂香：《产褥期妇女产后访视护理对其心理健康和生活质量的效果研究》，《糖尿病天地》，2021年第2期，第187页。

③ 马丽丽：《心理护理对剖宫产患者手术疼痛率、产后抑郁评分及护理满意度的影响》，《心理月刊》，2021年第9期，第138~139页。

④ 崔红雨：《足月顺产产妇进行产后康复护理干预的效果观察》，《中国继续医学教育》，2016年第8期，第182~183页。

⑤ 李洁、徐菁媛：《西方妇女产褥期状态与护理经验研究》，《中华女子学院学报》，2014年第6期，第86~91页。

采取了主动干预行动。2020年国家卫生健康委员会在《探索抑郁症防治特色服务工作方案》中明确要求，将孕产期抑郁症筛查纳入常规孕检和产后访视流程，并进行孕期和产后抑郁的筛查追踪。[①]这标志着我国妇幼保健服务质量以及心理健康服务水平大大提高了。

产后抑郁的医疗干预分为预防性干预和治疗性干预两类。对有抑郁情绪或抑郁倾向的高危人群提供以心理干预为主的预防性干预，对已确诊的抑郁症患者提供以药物治疗和心理干预治疗为主的联合性治疗干预。有研究表明，由于药物治疗对子代有不良影响，一般对妊娠期和哺乳期抑郁症患者的药物治疗持谨慎态度。[②]出于类似的担心，患病产后女性及家庭也往往不愿接受药物治疗方案。对产后抑郁的医疗干预当前着眼于降低影响发病的社会心理因素，以预防性干预为主。[③]

预防性干预能有效缓解孕产妇抑郁症状和降低发病风险。[④⑤⑥]在当前对产后抑郁的医疗干预实践中，大量采用了心理治疗、精细化护理等预防性干预手段。其干预措施主要分为对产后女性的精细照料和对产后女性及其家庭的心理健康专业指导两个方面。干预措施的作用机制是通过提供产后精细照料和为产后女性及家庭提供心理健康专业指导，提高产后女性和家庭的心理健康知识水平和能力，进而提升对产后女性的社会支持水平。例如，社会性心理支持联合认知行为疗法应用于产后抑郁患者后，可减轻患者抑郁情绪，增加其幸福感，促使患者适应母亲角

---

① 国家卫生健康委办公厅：《关于探索开展抑郁症、老年痴呆防治防治特色服务工作的通知》，2020年8月31日，下载地址：http://www.nhc.gov.cn/jkj/s7914/202009/a63d8f82eb53451f97217bef0962b98f.shtml，最后访问时间：2021年6月16日。

② 李玉红：《产后抑郁危险因素筛查及国内外干预研究述评》，《中国全科医学》，2020年第3期，第266～271页。

③ Cheryl Tatano Beck et al., "Revision of the Postpartum Depression Predictors Inventory". Journal of Obstetric, Gynecologic & Neonatal Nursing, 31（2002）：394–403.

④ 李玉红：《产后抑郁危险因素筛查及国内外干预研究述评》，《中国全科医学》，2020年第3期，第266～271页。

⑤ 朱子花：《提前干预护理措施对产后抑郁的效果评价》，《基层医学论坛》，2021年第18期，第2551～2552页。

⑥ 马丽丽：《心理护理对剖宫产患者手术疼痛率、产后抑郁评分及护理满意度的影响》，《心理月刊》，2021年第9期，第138～139页。

色，并具有较高护理质量。主要干预措施是，医护人员为患者家属提供专业建议，具体指导患者家属如何与患者沟通，如何表达支持、理解，通过拥抱、正向语言陪伴、督促运动、共同完成看护婴儿的任务等方式，为女性产后抑郁患者提供支持。[①]

需要注意到，中系统的组织机构提供的社会支持通常是一种响应式的服务，而产后抑郁的突出特征就是患者难以表达自身的痛苦。国外的研究认为，将近50.0%的产后抑郁症病例未能被筛查出来，遭受严重抑郁困扰的母亲只有49.0%的人会主动求助。[②]因而，相关组织机构需要采取主动下沉的工作方式。

如何帮助产后女性及其家庭尤其是风险程度较高的产后女性及家庭有效利用现有的服务，是实践中需要解决的关键问题。当前妇幼保健系统的经验是，将预防性干预措施与产后护理、社区访视等工作结合。研究表明，通过精细护理联合专业指导患者家庭的方法，能够显著降低产后抑郁水平，促进产后抑郁患者的康复。延续性护理、精细护理、心理护理、产后康复综合护理等提升护理质量的干预方法被证明行之有效。在社区层面，需要强化社区导向的初级妇幼保健体系，通过专业医疗机构主动衔接社区医疗，推动社区妇幼保健加入心理健康防治内容等措施，促使社区医疗服务能够更积极主动地对产后女性以及家庭开展心理健康教育工作，提高对产后抑郁的早期认知。

社区是连接产后女性社会支持微系统和中系统资源的关键环节，也是打通中系统各组织机构的枢纽。在社区层面，需要将社区妇幼保健的工作目标与其他社区服务支持系统进行衔接或整合。例如，在整个社区层面创建对产后女性和新生儿家庭友好的社区环境，通过社区服务为产后家庭提供新生儿照料等临时性服务，为产后女性和新生儿家庭提供喘

---

① 陈嘉丽：《社会性心理支持联合认知行为疗法在改善产后抑郁的效果》，《云南医药》，2021年第3期，第296~298页。

② Cheryl Tatano Beck et al., "Revision of the Postpartum Depression Predictors Inventory". Journal of Obstetric, Gynecologic & Neonatal Nursing, 31（2002）：394-403.

息的机会。社区层面可以组织针对产后家庭的活动，加强产后女性的社会交流，增强社会支持等。

在产后女性社会支持的中系统维度上，社会组织、工作单位等其他类型的组织机构还需要有更明确的目标和行动。如何平衡工作和育儿是产后女性必须面临的压力和难题，当前家庭多子女生育抚育的问题进一步加剧了女性产后困境，给女性就业和职业发展带来了较大的甚至负面的影响。国务院妇女儿童工作委员会2017年调查数据显示，47.7%已生育的被调查女性有过因为生育或照顾孩子而辞职的经历。[①]本次调查中，19.8%的被调查女性表示其职业发展受到生育影响，12.5%因为怀孕主动辞职，还有4.1%因为怀孕生育被辞退或转岗。

针对现实情况，工作单位除了需要贯彻执行《女职工劳动保护特别规定》和各地《人口与计划生育管理条例》中相关产假的政策外，还需要为重返工作岗位的女性员工提供更多的实际支持和帮助。《中国城市女性产后康复管理需求状况调查报告》显示，被调查女性平均产假为184天。在业女性中27.5%的人担心"长时间放假不能适应单位工作"，9.8%的人担心"因为长期的产假而遭到单位的调岗解雇"。在业女性在相当长的时间内脱离了工作环境，重回职场，存在一定的适应困难，工作单位需要理解女职工的产后社会适应困难，为女性员工提供工作上的支持和生活上的便利，通过更积极和具体的措施帮助女职工平衡工作和育儿之间的压力，更快适应新的社会角色，更平稳地度过产后恢复期。

3. 大系统：制度文化环境

产后女性社会支持大系统正在发生从"保护"到"保障"的转变。党和政府明确提出，通过优化生育政策，进一步完善生育保障制度，提升生育家庭的社会支持水平。在制度层面，我国已经建立起相对完备的包括妇幼保健、生育保险、生育休假等一系列制度体系，但在当前人口结构和生育政策发生重大调整的情况下，这一切正在发生一系列重大

---

① 蒋永萍：《育儿政策对妇女发展和家庭性别关系的影响——以0-3岁托育服务发展为例》，《中华女子学院学报》，2019年第6期，第67~73页。

调整。

"三孩生育政策"以完善生育保障制度为核心，强化生育与医疗、就业、社会服务等各项制度之间的衔接，通过优化制度设计提升系统协同效率。2021年5月31日，中央政治局会议提出"进一步优化生育政策，实施一对夫妻可以生育三个子女政策及配套支持措施"，强调将促进生育政策和相关经济社会政策配套衔接，健全重大经济社会政策人口影响评估机制。要将婚嫁、生育、养育、教育一体考虑，加强适婚青年婚恋观、家庭观教育引导，对婚嫁陋习、天价彩礼等不良社会风气进行治理，提高优生优育服务水平，发展普惠托育服务体系，推进教育公平与优质教育资源供给，降低家庭教育开支。要完善生育休假与生育保险制度，加强税收、住房等支持政策，保障女性就业合法权益。7月20日发布的《中共中央、国务院关于优化生育政策促进人口长期均衡发展的决定》中，明确提出2025年基本建立起"积极生育支持政策体系"的具体目标和提高优生优育服务水平，发展普惠托育服务体系，降低生育、养育、教育成本等方面的具体措施。大系统的结构性变迁将直接影响到产后女性在中系统、微系统中获得的社会支持数量和质量，为更高质量的妇幼保健服务，性别友好的就业政策和更为便利、充分的社会支持服务体系提供了制度保障。

在社会文化层面，近年来，女性被赋予越来越高的母职期待，"男主外、女主内"的传统性别分工重新抬头。主流话语中，20世纪80年代强调"父母共同育儿"，从90年代起则变成单方面强调母职。[1]21世纪以来，社会舆论建构出能够兼顾事业与家庭，从容应对育儿和工作的双重压力，并且优雅生活的"超级妈妈"形象。[2]在这一过程中，父亲的育儿责任则被替换为"男人养家"的观念。对中国妇女社会地位调查数

---

[1] 陶艳兰：《塑造理想母亲：变迁社会中育儿知识的建构》，《妇女研究论丛》，2016年第5期，第25～37页。

[2] 桑志芹、魏杰：《新生代母亲的抚育困境与育儿焦虑——基于新媒体"中年老母"群体的社会心理分析》，《中国青年研究》，2019年第10期，第46～53页。

据的再度分析显示，1990~2010年，社会各群体在男人养家观念方面均出现了向传统回归的趋势，在城镇男性中变化尤其明显。女性就业参与率大幅度下降，全部或基本依靠丈夫养家的女性由1990年的14.0%上升到2010年的32.8%。[①]祖辈代替了父亲在产后家庭分工中的角色，代际补偿尽管在一定程度上分担了女性的育儿劳动强度，实质上支持了配偶和父职的缺席。[②]

育儿压力和市场化竞争逐步挤压了女性就业和个人发展空间，随着就业率的下降，女性对家庭经济依赖程度加深，产后女性被限定在生育和养育的角色中，个人价值不断被打压和否定。《中国城市女性产后康复管理需求状况调查报告》中，26.7%的被调查女性感受到"周围人认为婴幼儿养育只是妈妈的责任"，6.4%的被调查女性体会到"只把新生儿妈妈当作奶牛"。84.8%的被调查女性认为配偶育儿支持不足，问题包括"付出时间有限"（32.5%）、"育儿能力不够"（19.4%）、"育儿质量不高"（17.6%）和"责任分担意识不足"（15.3%）等。

在大系统中，制度和文化之间相互作用。制度变迁对文化有引导作用。在当前的生育保障制度改革中，除了直接倡导新型婚恋、家庭观念外，要特别注重通过制度引导促进文化改变。例如，当前国家在《国民经济和社会发展第十四个五年规划和2035年远景纲要》目标中提出"探索实施父母育儿假"制度。这一制度借鉴发达国家的经验，将育儿休假的选择权交回父母手中，国家通过协调生育保险与就业政策，扩大生育保险范围、落实生育津贴待遇，通过经济调节手段，鼓励支持男性更多参与家庭育儿，对保障男职工权益、减少女性就业歧视将起到积极作用。

① 刘爱玉：《男人养家观念的变迁：1990-2010》，《妇女研究论丛》，2019年第3期，第42~53页。
② 陈雯：《亲职抚育困境：二孩国策下的青年脆弱性与社会支持重构》，《中国青年研究》，2017年第10期，第37~42页。

三　增强产后女性心理健康社会支持系统的建议

为人父母是一种变革性的人生经历。产后期是个体角色认同和人际关系的重大调整时期，新的社会适应过程给产后女性及其家庭带来巨大心理压力。产后女性还同时面临着身体恢复和繁重的新生儿照料，社会支持系统不仅决定着产后康复的程度，更对女性的心理健康产生重要影响。

《中国城市女性产后康复管理需求状况调查报告》表明，女性产后存在一定的心理健康风险。更重要的是，面对产后心理健康问题，女性自身、家庭、社会的认识和准备都不足，社会支持系统对女性产后心理健康的风险意识和干预手段不足。在国家完善生育保障制度的背景下，通过增强产后女性社会支持系统，加强心理健康预防性干预服务，提高家庭支持质量，可以起到降低风险、提升产后女性心理健康水平的作用。主要结论和建议如下。

1. 增加正式支持系统总量供给，为家庭支持系统提供资源保障

从生态系统理论视角来看，社会支持的根本问题是资源问题。从当前情况来看，产后女性社会支持系统资源主要由非正式系统提供，即微系统中的家庭系统支撑，正式支持系统资源不足。家庭环境中的突出问题，如配偶支持、育儿劳动、代际冲突等家庭支持质量不高的现象，反映出产后家庭资源不足，迫切需要中系统和大系统的"输血"。当前大系统的结构性调整重点在增加中系统的正式支持系统供给，为微系统，尤其是家庭支持系统提供更多的组织机构服务资源。大系统的优化无疑是改善产后女性社会支持系统的根本之道，大系统中的政策调控增加了中系统组织机构资源的供给总量，进而缓解了微系统中家庭系统的资源压力。

从社会支持提供的资源类型来看，可分为信息支持、物质支持、情感支持三个方面。社会支持资源类型的三个方面互相作用，都会直接影

响到产后女性的心理健康水平。[1][2]情感支持对产后女性心理健康的影响是直接的，但产后女性所感受到的情感支持，很大程度上依赖所获得的物质支持和信息支持的水平。往往在谈到心理健康与社会支持的关系时，对情感支持的强调很多，但对物质支持和信息支持的强调不足。物质支持和信息支持不足，情感支持难以真正改善产后女性面临的压力环境。

2. 扩大中系统专业服务资源内容和范围，重视社区层面对中系统和微系统的衔接，支持产后家庭关系和家庭功能重构，提高家庭支持质量

当前产后抑郁预防性干预的经验表明，需要以产后家庭为干预对象，通过组织机构对产后家庭的支持，优化家庭系统的功能，将正式支持系统的专业能力通过家庭系统传输到女性身边。在孕产期健康宣传教育中，应当向孕产妇及家庭提示孕产期的心理健康风险，做好相关的心理健康知识普及。当前在孕产妇系统保健中，产后访视环节是唯一可以进入家庭环境的工作场景，需要利用这一工作契机，在产后访视中加入更多的心理健康宣传教育内容，更多层面响应产后家庭的实际需要。在这一过程中，需要注意到家庭系统自身的复杂性，帮助家庭成员认识到产后阶段对于家庭关系和家庭功能的冲击，避免将产后女性心理健康需要与其他家庭成员对立起来。实践证明，仅仅通过少量的专业能力介入，就能够使家庭系统更有效地配置自身资源，尽快恢复自身功能。

产后家庭需要多种形式的专业服务，以全面提高家庭支持质量。在干预措施中，除了由专业机构提供的信息支持、能力建设之外，物质支持和情感支持也非常重要。社会组织可以通过为家庭提供临时性的新生儿照料服务等方式，为新生儿家庭提供喘息、休息的机会。组织机构也

① 陆虹、郑修霞：《初产妇社会支持与产后抑郁关系的探讨》，《中华护理杂志》，2001年第10期，第731～733页。
② 陈淳、陈洁冰：《初产妇产后母亲角色适应与产后抑郁、社会支持的相关性研究》，《全科护理》，2017年第22期，第2789～2790页。

可以通过营造生育友好环境、提供朋辈支持等方式为产后女性和家庭提供情感支持。

需要特别重视社区衔接资源的枢纽作用，支持社区开展产褥期后的延续性服务。社区层面不仅起到联系产后女性社会支持微系统和中系统的关键作用，同时也起到横向整合各类组织机构服务资源的作用。出于便利、可及的考虑，在社区层面，更适合开展针对产后家庭的延续性服务，尤其是对产褥期之后女性及其家庭的心理健康支持。

3. 普及心理健康知识，提升女性和产后家庭对产后抑郁的早期认知，增强个人与家庭对专业服务资源的利用能力

无法表达痛苦是产后抑郁症的显著特征，对女性产后抑郁症状和风险的早期认知对于干预和治疗相当重要。加强心理健康知识的普及和教育，提高早期认知水平，有助于产后女性及其家庭主动利用医疗资源和社会资源，尽早干预，降低发病风险。

医疗机构、专业媒体、社会组织需要更加重视对公众心理健康知识的普及和教育。当前，普通公众对于心理健康知识的了解比较少。进入21世纪以来，随着人们的健康意识和生活水平的提高，心理健康议题逐渐走进普通人的视野，关于抑郁症、阿尔兹海默症、阿斯伯格综合症等的报道出现在主流媒体和新媒体传播中。张晨对于《人民日报》的媒介分析表明，抑郁症报道增幅最大。[1]但对于抑郁症等心理健康知识的传播仍然存在相当大的误区，比如将抑郁症患者塑造为一种危险且暴力的形象。[2]在新媒体传播环境中，健康类媒体、国家机关和医疗机构发布的信息数量较少。[3]这些情况无疑对产后女性及其家庭对于心理健康风险的认知不利。妇幼保健机构和工作者需要利用一切工作机会，对产后女性及其家庭加强心理健康知识的普及和教育，以帮

---

① 张晨：《精神疾病话语的媒介呈现及框架变迁》，博士学位论文，武汉大学，2014年。

② 董伟：《健康传播视角下抑郁症报道研究》，《新闻世界》，2010年第5期，第91～93页。

③ 张琳宜：《健康传播视阈下抑郁症议题的呈现与演变——以2011～2019年热门微博实证研究为例》，《今传媒》，2020年第7期，第50～57页。

助产后女性及其家庭提高对心理健康知识的认知水平，增进其对社会资源的利用能力。

4. 尊重生育价值，推动性别平等文化，支持男性参与育儿

对于"理想母亲"的塑造是中国现代性话语中的一条重要线索。"理想母亲"的形象在现代化进程中几经波折，在20世纪90年代后落入了单一强调母职，并且强调女性独立与优雅的"超级妈妈"形象。[1][2][3] 这种社会评价标准与现实生活的巨大落差对产后女性构成了心理压力。针对产后女性的困境，如何创造尊重生育价值、推动性别平等的文化，支持男性参与育儿，是全社会需要长时期面对的问题。

大系统中，从制度层面调整对文化的影响需要时间来显现，但在中系统和微系统中的些许改变都有可能改善产后女性的处境。在产后阶段，男性在照料与育儿劳动中缺席与传统性别分工中"男主外、女主内""女人养育，男人教育"等陈规定型有关。男性在育儿和儿童早期发展中的缺席，不仅影响家庭关系，最终将导致男性在亲子关系中受损，更有可能导致教育失败，因而在中系统和微系统中也应加入性别平等观念与儿童养育科学理念的宣教，推动建立性别平等、科学育儿的文化，帮助男性更好地参与、享受家庭生活和亲子关系。

---

① 桑志芹、魏杰：《新生代母亲的抚育困境与育儿焦虑——基于新媒体"中年老母"群体的社会心理分析》，《中国青年研究》，2019年第10期，第46～53页。

② 陶艳兰：《塑造理想母亲：变迁社会中育儿知识的建构》，《妇女研究论丛》，2016年第5期，第25～37页。

③ 沈奕斐：《辣妈：个体化进程中母职与女权》，《南京社会科学》，2014年第2期，第69～77页。

产后女性健康素养及其
提升路径

杨　绚

产后康复管理的目标在于增强女性产后自我健康照顾能力，促进产后女性有效利用健康服务资源。《中国城市女性产后康复管理需求状况调查报告》显示，当前产后女性群体具备一定的健康意识，在生活中也能够采取一定的健康促进行为，但总体健康素养水平不高。她们对产后健康信息的获取、理解和判断能力，对健康知识的运用能力以及将健康知识转化为健康行为的能力都有待提高。特别是缺乏对健康信息的理解、判断能力，已经成为制约女性产后康复管理的突出问题。针对产后阶段、重点人群，制订有针对性的健康传播策略，提高相关人群的健康素养，不仅是产后女性和家庭的需要，也是国家健康事业发展和产后康复管理服务发展的迫切需要。

一　产后女性健康素养问题的提出

健康素养是指个体具有获取、理解和处理基本的健康信息和服务，并运用这些信息和服务做出正确判断和决定，维持和促进健康的能力。低健康素养的病人较少接纳预防性服务，经常不遵守医疗指示服药，并有严重的健康结果。① 世界卫生组织把健康素养作为公共卫生、健康教育与健康促进等卫生工作效果的评价指标之一，与平均期望寿命、孕产妇死亡率、婴儿死亡率等指标一起，作为衡量国民健康水平的重要指标。②

党和国家高度重视公民健康素养的提高。党的十八大以来，以习近平同志为核心的党中央把全民健康作为全面小康的重要基础，把提升健康素养作为增进全民健康的前提。2020年6月起施行的《中华人民共和国基本医疗卫生与健康促进法》规定："国家建立健康教育制度，保障公民获得健康教育的权利，提高公民的健康素养。"

我国健康素养研究起步较晚，居民健康素养总体水平偏低。2008年卫生部发布了《中国公民健康素养——基本知识与技能（试行）》，初步界定了符合中国国情的公民健康素养的基本内容。③2009年公布的《首次中国居民健康素养调查报告》结果显示：我国居民健康素养的总体水平为6.48%，总体水平偏低。④2020年，全国居民健康素养总体水平达到23.15%，但城乡、不同地区、不同年龄、不同文化程度人群的健康素养仍存在较大差异。⑤产妇群体健康素养水平高于总体水平，但绝对值不高。2017年北京市产妇群体居民健康素养水平为28.12%，高于同期全国居民健康素养总体水平（14.18%）和全国女性居民健康素养

---

① 秦美婷：《健康传播对提升国民健康素养的理论运用与实证分析——以新加坡为例》，《现代传播》，2011年第12期，第51~56页。
② 孙胜男：《健康教育对促进孕产妇健康素养的效果分析》，延边大学，2015。
③ 卫生部：《中国公民健康素养——基本知识和技能（试行）》，人民卫生出版社，2008，第32~37页。
④ 卫生部妇幼保健与社区卫生司：《首次中国居民健康素养调查报告》，2009年12月。
⑤ 国家卫生健康委员会网站：《2020年全国居民健康素养水平升至23.15%》，2021年4月1日，http://www.nhc.gov.cn/xcs/s7847/202104/6cede3c9306a41eeb522f076c82b2d94.shtml。

总体水平（14.46%）。[①]

"母婴健康素养"是针对孕产期特殊需要，在特定群体中开展的特别行动。2012年卫生部出台了《母婴健康素养——基本知识与技能（试行）》，提出55条孕产期全程保健必备的基本知识和技能，是当前孕产期健康教育的主要内容框架。

随着国家妇幼保健服务水平和人民生活水平的提高，女性对产后康复的关注和产后康复管理的需求不断提高，全面自我保健的趋势明显。提高产妇及相关人群的健康素养，可以有效降低产后健康风险，提高产后康复质量。[②]加强产后健康知识的传播，提升产妇及相关人群的健康素养，是应对当前社会需要、提升产后保健水平和居民健康素养的迫切要求。

在产后康复管理研究中，应进一步厘清提高产后女性群体健康素养的内容、范畴和传播策略，促进产后女性及相关人群获取、理解和处理健康信息和服务，并运用这些信息和服务做出正确判断和决定，提升维持和促进健康的能力。本文从健康传播的视角出发，梳理当前孕产期健康教育、健康促进行动中关于母婴健康素养、孕产妇产后保健与产后康复管理需求中有关健康素养的情况和问题，提出在产后女性群体中提高健康素养几点建议。

二 产后女性健康素养问题的分析

1. 产后女性获得专业、权威健康信息的需求不能得到充分满足

健康信息是健康素养的基础。产后健康专业信息供给不足，产后女性群体难以获取专业、科学的产后健康知识，是影响她们健康素养水平

---

① 齐力等：《北京市产妇健康素养水平及其影响因素分析.》，《中国健康教育》，2020年第1期，第36～39页。

② 冯爱华：《孕产妇母婴健康素养现况调查及其妊娠结局相关研究》，山东大学，2013。

的首要因素。

从专业信息的供给角度看，孕产妇健康教育侧重孕期、围生期健康知识的传播，产后保健的内容相对较少，关于女性自身全面康复的信息内容有限，难以满足女性产后康复管理的信息需要。产后阶段，公共卫生机构与产妇的接触机会减少。产后访视和42天健康检查是公共卫生机构对产妇开展产后健康教育的载体。尽管当前产后访视的覆盖率较高，但服务内容比较单一，未能回应产后女性及家庭的多种需要，产后访视内容、形式和服务质量需要进一步提高。[①] 由于孕产妇系统保健服务到产褥期为止，而产妇机体恢复、母乳喂养会持续到产后半年、一年，甚至更长时间。产褥期之后的女性很难再从妇幼保健体系中获得专业健康信息和健康教育服务。

从信息获取的角度看，由于生活中面临密集的母婴健康问题，产后女性普遍具有主动获取健康信息的动机和意愿。《中国城市女性产后康复管理需求状况调查报告》显示，产后康复服务信息来源以个人信息渠道为主，来自专业机构的比例不高。从信息获取渠道来看，孕产妇群体实际使用的信息渠道与她们的期待之间存在较大差距。手机媒体是孕产妇群体利用率最高的媒介形式，孕产妇认为最方便，也有用，但认为其信息可靠性较低。产检医生、孕妇学校和社区医务人员被孕产妇认为是可靠、但难以利用的途径。[②] 健康信息具有相当高的专业性。来自个人渠道的健康信息很难保证其准确性。随着现代科学的快速发展，健康信息的更新速度很快，非专业渠道提供的健康信息存在较大的滞后性。

2. 多数产后女性在对健康信息的分辨和理解方面存在一定困难

由于缺乏专业知识供给，信息来源混杂，对健康信息的理解和处理能力欠缺成为产妇健康素养中的突出问题。无法理解和处理健康信息，说明传播过程已经中断。健康信息可送达受众，但在接收过程中受

---

① 姜蕾：《社区健康服务中心开展产后访视工作的研究与评价》，华中科技大学，2004。
② 章娟等：《孕产妇获取母婴保健信息的行为偏好研究》，《中国全科医学》，2020年第10期，第1310~1313页。

阻，受众无法理解信息的具体内容和涵义，因而也无法将其转换为健康素养。健康素养的提升不是靠"信息轰炸"来完成的，对新信息的理解和处理过程，需要受众调动认知结构中的背景知识。当既有的背景知识不足以完成对新信息的解读，受众对信息的接收过程就停止了。

理解处理健康信息的障碍成为制约产妇提高健康素养水平和影响产妇利用产后康复服务资源的关键问题。相关研究表明，40.21%的孕产妇自感辨别母婴健康信息存在困难。具备健康意识、主动获取信息行为、母婴健康基本知识以及健康信息交流网络等能够提升对母婴健康信息的辨别能力。互联网信息的过度使用则会降低对母婴健康信息的辨别能力。[1]从影响这一能力的因素来看，依靠产妇个人努力提高自身理解能力的余地有限，需要健康传播主体通过提高信息传播的质量、优化传播渠道以及改进传播策略等方式，帮助产妇群体改善对健康信息的理解和处理能力。

3. 大部分产后女性对健康知识的运用能力不足

在健康素养的三个维度中，对健康知识的运用能力是在获取、理解的基础上更高的要求。这一能力的形成，要求个人不仅知晓、理解健康信息，并且能够将健康信息与个人需要和实际情况进行整合，发生一定的行为改变。习惯的养成则要求行为改变具有一定的持续性。以往在对"母婴健康素养"的研究中，运用能力维度评分明显低于前两个维度。[2][3]研究认为，健康素养水平越高，对基本公共卫生服务的利用率越高。[4]《中国城市女性产后康复管理需求状况调查报告》显示，被调查女性能够养成健康生活方式的比例不高，对医疗服务的利用能力不高，采取预防性措施自我照顾的能力也较低。

---

[1] 章娟等：《孕产妇母婴健康信息辨别能力及其影响因素研究》，《中国全科医学》，2021年第24期，第3065~3070页。

[2] 顾艺星、韩晔：《母婴健康素养研究现状及发展》，《首都公共卫生》，2019年第2期，第108~110页。

[3] 张柳等：《孕产妇母婴健康素养现况及影响因素分析》，《中国妇幼保健》，2015年第36期，第6553~6556页。

[4] 王晓蓉、陈群：《健康素养对妇女儿童基本公共卫生服务利用的作用分析》，《中国卫生产业》，2018年第35期，第185~186页。

三 提高产后女性健康素养的建议

1. 以公共卫生机构为主，社会主体协同进行健康传播

提升居民健康素养是公共卫生部门的重要职责，医疗卫生机构是健康传播的主阵地。针对当前产后健康专业信息供给不足的情况，医疗卫生机构，尤其是妇幼保健工作者需要发挥主动性和专业优势，做好产后健康教育的指导工作，为产后女性提供充足的信息支持。

首先，医疗机构可以充分发挥医患之间的人际传播优势，在接诊、检查、护理、访视等现有工作中，主动进行健康传播，拓展产后健康教育内容，提供产后延续性服务和个性化服务。当前医疗卫生机构主动探索的经验是：根据孕产妇需求有针对性地开展健康教育，积极拓展多样化的健康教育形式，提高母婴保健人员的服务水平，加强孕妇学校的规范化管理；[1]构建医院–社区–家庭全时空覆盖、线上–线下多方式可及的母婴保健信息系统；[2]建立基于社区的孕产妇保健集体干预模式等。[3]

其次，需要创新社会服务机制，以专业人士参与、社会组织协同的方式，面向社会公众进行健康传播，放大医疗机构的专业能力。例如，移动互联网的迅猛发展催生了一批移动医患交流应用，如春雨医生、丁香医生等。这些应用通常是由社会力量发起运营，医疗机构、医务工作者和健康教育者直接参与的健康传播。以社会机构提供信息传播专业服务、医疗卫生机构负责专业内容把关的方式，将医疗卫生机构、医务工作者的专业能力释放出来。专业人员的介入，保障了健康信息的权威性和准确性，移动应用使得公众健康信息的获取更为便利，社会力量介入健康信息的传播运营降低了医务工作者直接进行大众健康传播的难度。当前，在大众健康传播中，科学话语被商业话语

① 王千：《上海市静安区孕产妇健康教育需求调查与对策分析》，上海交通大学，2008。
② 章娟等：《孕产妇获取母婴保健信息的行为偏好研究》，《中国全科医学》，2020年第10期，第1310~1313页。
③ 和雯婷：《基于社区的孕产妇保健集体干预模式的技术评估》，复旦大学，2012。

利用的情况突出。这就要求公共医疗机构更主动地参与大众健康传播，除了增加健康知识的专业供给之外，对公众可获取的健康信息也能起到正本清源的作用。

再次，应当鼓励具有专业能力的社会组织、医务工作者、公民个人以不同的形式参与健康传播，鼓励运动、营养、心理健康等相关领域的专业人士关注女性产后康复议题，共同增加产后健康专业信息供给。

2. 以产后女性需求为核心制作传播内容

健康传播不是单向的专业知识供给，产后康复管理中的健康传播应建立起以产后女性需求为中心的传播模式。

第一，在传播内容上应覆盖女性在产后身体、心理和社会适应三方面的健康需要。

第二，需要根据产后不同阶段，提供有针对性的健康传播内容。调查显示，产后不同阶段女性对健康知识的需求不同，距离分娩时间越近的女性越需要解决身体不适、获得育儿支持方面的问题，随着时间的推移，产后女性在养成健康生活方式方面的指导需求逐渐增多。

第三，要以女性对健康信息的理解能力为中心选择传播内容，传播主体不能沦为健康知识的"搬运工"，需要根据受众的情况，制订有针对性的传播策略。传播主体在利用媒体进行普及性的健康教育时，需要考虑健康信息的实用性、权威性、正确、新颖和有趣。[1]

第四，针对产后女性理解处理健康信息的困难，产后康复管理专业指导需要以促进行为改变和能力提升为目的，制定个性化的解决方案，帮助传播对象理解信息内容。健康传播主体需要突破以"认知"为中心的常规做法，采用"行为转变模式"开展健康教育。[2]例如，对初产妇

---

[1] 李晓凤等：《"疾控U健康"用户参与健康教育积极性的影响因素研究》，《中国健康教育》，2021年第1期：第42～47页。

[2] 宋艳芳：《孕晚期行为转变模式健康教育联合导乐陪伴对经阴道分娩孕妇产程及分娩结局的影响》，《全科护理》，2021年第17期，第2373～2376页。

的宣传教育，护理人员采取一对一"陪练"的做法，以行为互动代替常规的口头指导，提高初产妇对新知识的理解和掌握能力。[①]

3. 产后健康知识的传播对象应包括产后女性及其社会支持系统

提高健康素养的目标人群首先是产妇，但是产后健康知识的传播对象还应该包括生育家庭成员和相关社会服务机构的从业者。

产妇配偶的产后健康知识有助于促进产妇的健康行为。在一项初产妇及其配偶的盆底康复认知的研究中发现，70.0%的产妇配偶表示支持产妇进行产后盆底康复锻炼，高于产妇的锻炼意愿（50.0%），产妇实际参与盆底康复训练的比例为51.7%，表明配偶的支持能够促进产妇的健康行为。[②]提高配偶及主要照顾人的健康素养能够显著提高女性产后健康水平，尤其是产妇心理健康水平。[③④]针对相关群体的产后健康传播也有助于打破文化压力，减少社会歧视，提高医疗干预的及时性和患者依从性。

4. 多渠道并重，重视"互联网+"健康传播模式

健康传播可以利用任何传播渠道和传播形式，对媒介的利用是开展公共健康教育的主要形式。近年来，随着网络信息技术的快速发展，依托互联网、移动终端的新媒体健康管理模式受到越来越多的重视。对媒介技术的利用，不是为了取代原有健康教育和健康传播渠道，而是借助原有的健康教育和健康传播渠道，通过"互联网+"，降低健康管理成本，提高便利性和互动性。

随着智能手机的普及，利用应用程序对女性进行产后管理已成为新趋势，为医疗机构开展产后健康教育提供了新的可能。手机新媒体的优

---

① 李如英等：《个性化健康宣教对初产妇母乳喂养及新生儿护理能力的影响》，《临床医学研究与实践》，2021年第19期，第154～156页。

② 葛圆等：《孕产妇及其丈夫对产后盆底康复的认知调查分析》，《广西医科大学学报》，2018年第8期，第1154～1157页。

③ 袁丽娟等：《父亲早接触对降低剖宫产产后抑郁症的效果研究》，《医学理论与实践》，2021年第11期，第1955～1957页。

④ 谢小华等：《家庭亲密度和适应性对产后康复影响的研究》，《中华围产医学杂志》，2005年第4期，第238～240页。

势是可以突破一对一咨询、访视的时间和地域限制，降低医患双方的健康管理成本，扩大健康服务范围，使更多孕产妇受益。[①]QQ群、微信群、微信公众平台成为妇幼保健工作者、产后康复服务提供者与产妇沟通的重要途径。通过网络媒体对产妇进行随访和传递产后健康信息，提高了专业机构与产妇的沟通频率，将产后康复服务延伸至家庭，提高了获取健康信息和服务的便利性。

"社区互联网+"的健康管理模式将传统的社区传播、人际传播与互联网技术结合起来，构建基于社区的产后信息传播平台和干预系统。由上级医疗卫生机构通过信息技术为社区初级保健输送能力，社区初级保健为产妇创造便利的时间、地点、同伴交流场景以及个性化服务。"社区互联网+"平台可以比较便利地嵌入其他社会组织资源，不断扩展社区保健的服务内容，提高服务水平和能力，[②]提高产后女性及相关人群获取健康信息和服务的便利性。

---

① 李玉红：《产后抑郁危险因素筛查及国内外干预研究述评》，《中国全科医学》，2020年第3期，第266～271页。

② 鲍伟等：《"互联网+"社区孕产妇健康管理网络平台建设》，《中国卫生产业》，2020年第7期，第161～162+165页。

后　记

　　近年来，产后康复管理服务在日益增长的产妇和生育家庭迫切需求的推动下，不仅向妇幼保健专业医疗机构提出了新的挑战，也为妇女健康事业带来了新的发展机遇。月子会所及产后康复服务机构在中国大中城市应运而生，并呈现快速发展的势头，形成了女性健康服务消费的新业态，引起社会各方的关注，也成为北京兰超形体健康管理科技研究院持续关注和研究的一个重点课题。在相关领域的专家学者、社会工作者的指导和参与下，在调查研究和专题讨论的基础上，形成了《中国城市女性产后康复管理需求状况调查报告》和《产后康复经历与认知的代际差异调查报告》。同时，中国妇幼保健协会常务理事、副秘书长、资深妇幼保健专家宋岚芹，首都医科大学宣武医院妇产科主任医师、教授王凤英给予了课题组大力支持和指导，分别为本书撰写了文章。经过近两年的努力，《产后康复管理服务数据研究报告》一书终于与读者见面了。

　　本书具有以下五个特点。

　　第一，这本书全面清楚地梳理了产后康复管理的目标、内容以及产后康复管理在国家社会发展政策和妇幼保健事业中的作用，系统说明了产后康复管理在个人能力、社会服务和研究领域三个层面的发展状况与存在的问题，阐述了产后康复管理的三个层面的含义：在个体层面，产后健康管理是女性在产后特殊阶段自我健康管理的能力；在社会层面，产后健康管理是对产后女性及相关人群的社会支持和服务能力；在研究层面，产后健康管理是聚焦特殊阶段、特定人群的健康议题，是一个多学科融合的研究领域。

第二，这本书体现了研究方法的创新和数据的科学性、丰富性及鲜活性。"城市女性产后康复管理需求状况调查"借助智能形体健康测量设备和大数据技术，打通了主观问卷调查和传感器数据，实现了该领域的大小数据融合，获得了海量数据。调查报告仅从中选取了与产后康复管理需求密切相关的部分数据。

第三，这本书的内容体现了多学科融合的特征。基于城市女性群体产后康复管理状况和需求，展现妇产科医学、心理学、社会学、传播学和性别研究等多学科分析视角，全面展现产后康复管理这一新兴跨学科领域的综合研究成果。

第四，这本书凸显了时代特征和社会性别视角。产后康复管理具有鲜明的时代特征，与新中国尤其是改革开放以来，社会经济发展、人口结构变迁、女性健康和母婴健康事业的发展密不可分。在主体调查之外，专门对在20世纪70～90年代生育的"老一代"女性的产后经历和产后康复认知情况进行了补充调查，以便将产后康复管理这一新议题放回时代背景和女性主体经验之中。

第五，这本书坚持实践导向，梳理了当下产后康复管理服务需求、公共服务、产业最新发展的状况和面临的突出问题，并且提出了建议对策。

产后康复管理服务是一个新兴产业，也是一个全新的综合性跨学科的研究领域。我们期待，随着产后康复管理服务事业的迅速发展，研究领域的进一步拓展、研究的不断深入，会有更多优秀的研究成果出现。

2021年7月，北京

图书在版编目（CIP）数据

产后康复管理服务数据研究报告／北京兰超形体健
康管理科技研究院编著 . --北京：社会科学文献出版社，
2022.2

ISBN 978 - 7 - 5201 - 9683 - 3

Ⅰ.①产…　Ⅱ.①北…　Ⅲ.①产褥期 - 妇幼保健 - 研
究报告 - 中国　Ⅳ.①R714.6

中国版本图书馆 CIP 数据核字（2022）第 021850 号

产后康复管理服务数据研究报告

编　　著／北京兰超形体健康管理科技研究院

出 版 人／王利民
责任编辑／崔晓璇
文稿编辑／贾珊珊
责任印制／王京美

出　　版／社会科学文献出版社·政法传媒分社（010）59367156
　　　　　　地址：北京市北三环中路甲 29 号院华龙大厦　邮编：100029
　　　　　　网址：www. ssap. com. cn
发　　行／社会科学文献出版社（010）59367028
印　　装／三河市尚艺印装有限公司

规　　格／开　本：787mm × 1092mm　1/16
　　　　　　印　张：15.5　　字　数：221 千字
版　　次／2022 年 2 月第 1 版　2022 年 2 月第 1 次印刷
书　　号／ISBN 978 - 7 - 5201 - 9683 - 3
定　　价／78.00 元

读者服务电话：4008918866